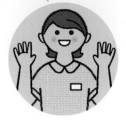

**まえがき**

いまから遡ること 18 年前の 1996 年 3 月，日本歯科医師会と日本歯周病学会が「歯周病の診断と治療のガイドライン」を作成し，現在の歯周治療体系が確立されました．そこには，「初診時の検査結果に基づき立案した治療計画に沿って，歯周基本治療から治療を開始し，再評価で治療計画を修正しながら，最終目標である歯周病の治癒または病状安定を図る」という道筋が，明確に示されています．

しかし，厚生労働省の平成 23 年歯科疾患実態調査をみても，いまだ歯周病の症状をもつ人は成人の 8 割程度存在し，この状況は 2001 年のギネスブックに「歯周病は全世界でもっとも患者さんが多い病気．人類史上もっとも感染者の多い感染症」などと非常に不名誉な形で収載されたときとあまり変化していません．

ではなぜ，歯科医師，歯科衛生士がタッグを組んでこれほどまでに努力をしてきているのに，大きく状況を変えることができないのでしょうか？　なぜ歯周病の予防・治療が効果を上げていないのでしょうか？
やはりその鍵は歯周治療の基本，「プラークコントロール」そして「スケーリング・ルートプレーニング（SRP）」の効果的実践にあると思います．

歯周病に罹患しないようにするには，歯周組織に対する病原菌感染を防ぐこと，すなわちプラークコントロールが必須であることはいうまでもありません．また，歯周病に罹ってしまった後には，その原因を除去する意味で再びプラークコントロール，そして本書のメインテーマである SRP がこの病気に立ち向かう最大の武器となります．
SRP はそのスキルを必ず身につけるよう，学生時代から教育されるとても大切な手技です．しかし，「スケーリングで歯石を除去する」「ルートプレーニングで歯根表面を平滑化する」，この目的を達成する難しさは，皆さんも臨床でつねに感じられていることと思います．

本当に「歯周病を治す」ことにつながる SRP とは？　これが本書のテーマです．①歯周病の病因論から考えた SRP の真の目的，②歯石が付着する歯の解剖学的特徴の読み方，③正確かつ規格性のある検査テクニック，④歯周組織の検査値の読み方と治療計画への活かし方，⑤ハンド（手用）スケーラーとパワースケーラーの基本構造や臨床での使い分け，⑥各手技の基本操作とさまざまな臨床例，以上がそれぞれの第一線の方々の手により，ていねいに提示・解説されています．

著者一同，これらの流れのなかで皆さまが SRP をもう一度検証し，「治す SRP」の概念とテクニックを掴みとっていただくことを，強く願っています．
歯科衛生士の方々の力が，歯周病有病率 8 割の現状を大きく変える，大いなる可能性を秘めているのです．

2014 年 10 月

執筆者代表
日本歯科大学 生命歯学部 歯周病学講座　沼部幸博

本書は，『月刊デンタルハイジーン別冊 歯周病を治す SRP できる歯科衛生士のスキルと知識』（2014 年発行）を書籍として発行したものです．

# 歯周病を治す SRP
## CONTENTS

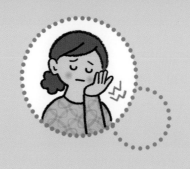
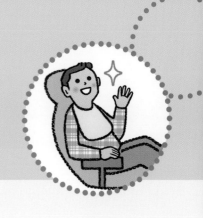

Page Design：solo ／ Illustration：内田尚子，TDL ／ Photographs：中野昭夫（中野スタジオ）
The Journal of Dental Hygiene EXTRA ISSUE SELECTION/Principles and Practice of Scaling and Root Planning

# Chapter 1

# "治す SRP" と
# "治せない SRP"

　　この本を手に取った皆さんは，すでに日々の臨床でスケーリング・ルートプレーニング（以下，SRP）を積極的に活用しているか，「さあ，これからこの治療に取り組んで行こう！」と考えているところだと思います．

SRP は，プラークコントロールとならび，歯周治療のなかで大きな力を発揮する原因除去療法です．しかし「歯石を取り」「歯根面を平滑化する」，これだけのことがいかに難しいかは，すでに臨床現場の皆さんが感じているとおりです．

本章では，① SRP の目的，② SRP の限界，③ SRP の効果，に焦点を当ててみました．基本知識の確認から，考え方の変遷，それにより何が達成できるのか？について解説します．そして結びには，SRP で治療効果が上がらない場合のチェックポイントを紹介します．取り組みやすそうで，実は大変．そんな SRP の世界に，しばらくおつきあいください．

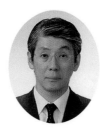

日本歯科大学生命歯学部
歯周病学講座 教授
沼部幸博（歯科医師）

## 歯周病・歯石への理解を深めよう

歯周病は，グラム陰性嫌気性桿菌を主とする歯周病原性細菌が歯周に感染し，その結果生じる宿主応答としての炎症に起因する，さまざまな臨床症状が発現する疾患です．具体的には，歯肉の発赤・腫脹，出血，アタッチメントロス（付着の喪失），歯の動揺，歯槽骨の吸収などがあげられます．

その主因（直接的原因）は細菌性プラーク（バイオフィルム）であり，プラーク付着部位の歯肉はプラーク中の微生物に攻撃されるため，炎症が生じます（図1）．よって，このプラークを除去することが，歯周病予防，歯周治療の基本となります．

このプラークが硬化したものが歯石で，最大80％程度までカルシウム，リンなどの無機質により構成され，残りを有機質が占めます．歯肉辺縁部を境界として，「歯

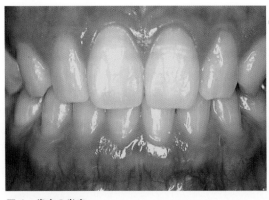

**プラークが主因**

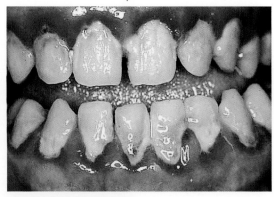

**図1　歯肉の炎症**
細菌性プラークは歯周病の直接の病原因子であり初発因子（主因）．プラークが付着すると歯肉に炎症が生じる

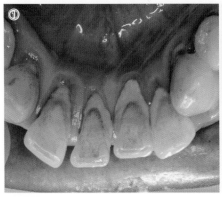

歯肉縁上歯石

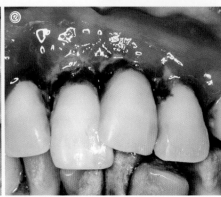

歯肉縁下歯石

**図2　歯肉縁上歯石（①）と歯肉縁下歯石（②）**
歯石は歯周病の初発因子ではないが，局所性（炎症性）修飾因子である

## プラーク・歯石と LPS

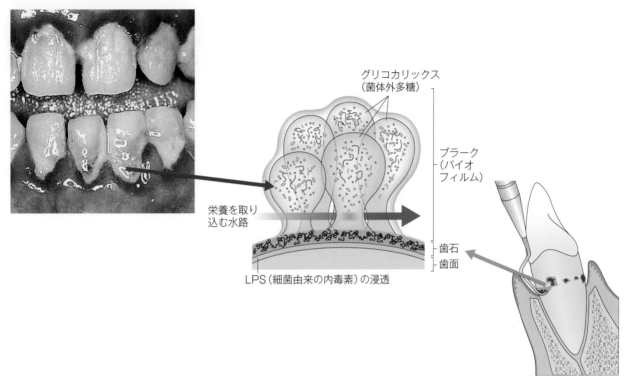

図3　歯石沈着による影響
プラークが石灰化して歯石となり，その下部やポケットに面するセメント質は汚染され病的セメント質となる

肉縁上歯石」と「歯肉縁下歯石」とに分けられ，歯肉縁上で形成される歯石は，唾液中の無機質成分により石灰化し，乳白色を呈します．歯肉縁下で形成される歯石は，歯肉溝滲出液または血清中の無機質成分により石灰化し，血液由来のヘモグロビンなどを含むため黒褐色を呈しており，歯肉縁上で形成されたものよりも固く歯面に付着します（図2）．われわれにとって，特に手強い存在はこの歯肉縁下歯石です．

　歯石形成の好発部位は，唾液腺開口部位に近い下顎前歯部舌側や，上顎大臼歯頬側部とされています．しかし，実際には，プラークコントロールが十分なされていない部位が好発部位ともいえます．

　その形成時期と形成速度も，個人や部位によって大きく異なりますが，一般的にプラークの歯面付着1日目からすでに石灰化が開始され，12日経過後には60～90％が石灰化するとされています．これは，2週間程度経過すると歯ブラシなどによるプラークコントロールでは対応が困難になる可能性を示していて，つねにプラークコントロールの水準を良好に保つことの重要性を提示するものです．

　この歯石は，歯周病を直接引き起こすプラークのような主因ではありませんが，歯石の表面は粗糙かつ多孔性で，プラークを付着させるリテンションファクターとなることから，歯周病の局所性（炎症性）修飾因子と定義されています（図3）．しかし，直接ではありませんが，歯周病を発症，進行させる病原因子であるので，歯面から除去すべき存在という点ではプラークと同様です．

## 歯周病のはじまりと進行

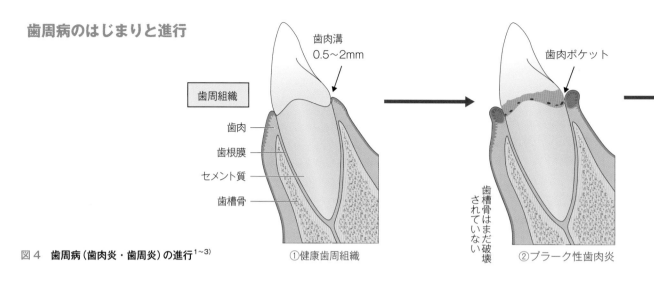

図4　歯周病（歯肉炎・歯周炎）の進行[1~3]

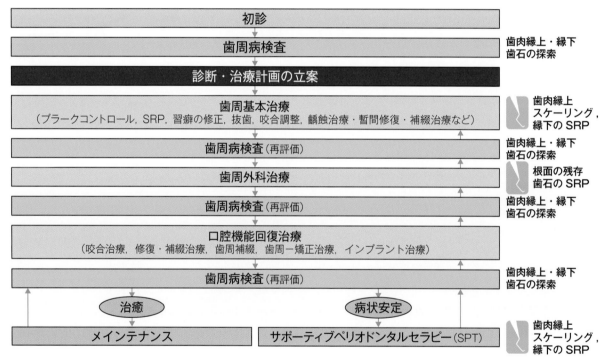

図5　歯周治療の流れとSRPに関連する時期

# 歯周病の進行と治癒

　歯周病は，歯肉炎から軽度歯周炎，中等度歯周炎，重度歯周炎に進行します．歯肉炎では，歯面と歯肉とのアタッチメント（付着）が保たれていますが，歯肉辺縁部のプラークや歯肉縁上歯石などのために歯肉が腫脹します．そのため，相対的に歯肉溝が深化し，歯肉ポケット（仮性ポケット）を形成しますが，歯槽骨吸収はみられません（図4-②）．しかし歯周炎では，アタッチメントロスが生じるとともに歯槽骨吸収を伴う歯周ポケット

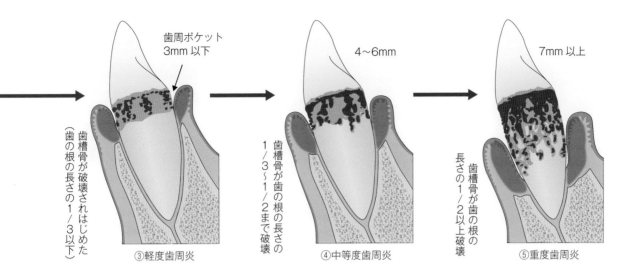

歯周ポケット
3mm 以下

4～6mm

7mm 以上

歯槽骨が破壊されはじめた（歯の根の長さの1／3以下）

歯槽骨が歯の根の長さの1／3～1／2まで破壊

歯槽骨が歯の根の長さの1／2以上破壊

③軽度歯周炎

④中等度歯周炎

⑤重度歯周炎

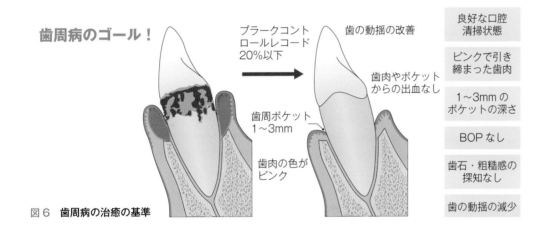

**歯周病のゴール！**

プラークコントロールレコード20％以下

歯の動揺の改善

歯肉やポケットからの出血なし

歯周ポケット
1～3mm

歯肉の色がピンク

| 良好な口腔清掃状態 |
| ピンクで引き締まった歯肉 |
| 1～3mm のポケットの深さ |
| BOP なし |
| 歯石・粗糙感の探知なし |
| 歯の動揺の減少 |

図6　歯周病の治癒の基準

（真性ポケット）を形成します．歯肉縁下歯石はセメント質に付着し，歯周ポケットの深化に伴い，歯根尖方向へと付着範囲を拡大させ，歯周組織の破壊を進行させていきます[1～3]（図4-③～⑤）．

　歯周治療の最初に行う歯周基本治療では，プラークや歯石などの歯面付着物の除去，患者さん自身によるプラークコントロールの確立，および外傷力を伴う咬合への対応など，すなわち原因の徹底的な除去と病変の進行停止を目指します．またこれは，治療に対する病変の反応性を確かめる待機療法でもあります（図5）[2, 3]．

　歯周病の原因が取り除かれると，歯周組織の炎症は消失し，臨床症状が改善します（図6）．たとえば，引き締まったピンク色の歯肉の回復，BOP（Bleeding on probing：プロービング時のポケットからの出血）の消失，歯周ポケットの 1～3mm への減少[3]，歯の動揺の減少などが上げられますが，これらはプラークおよび歯石といったプラークリテンションファクター除去の成功に続いて生じる炎症症状改善により達成されるものです．

　また，この状態を長期にわたり維持することが「歯周病を治す」，または「歯周病を管理する」ことになります．さらにこの長期的な管理がいかに的確に行われるかで，患者さんの QOL の維持，さらに健康寿命の延伸にもつながることになります[1]．

# ② SRP とは何か？　どこまで SRP すべきか？

## SRP とは？

　歯周基本治療のなかでスケーリング・ルートプレーニング (以下，SRP) は，プラークコントロールと並んで，炎症の原因除去療法として重要な位置を占め，歯科衛生士が日常臨床で歯周治療に関与する際に高頻度で行われています[2,3].

　SRP は，歯石除去を意味するスケーリングと，歯根面の平滑化を意味するルートプレーニングを合わせた用語で，その目的は，歯周病の病原因子の除去と，歯周組織の治癒にとって適切な環境を作りあげることです (表1)[2~4].

　この SRP は，歯周基本治療だけでなく，歯周外科治療の歯周ポケット掻爬術，フラップ手術などの際や，病状安定期のサポーティブペリオドンタルセラピー (SPT) のときにも行われます[3] (表2, p.8, 図5).

　スケーリングでプラークのリテンションファクターである歯石を取り除き，ルートプレーニングで細菌，その他の代謝産物が入り込んだ粗糙な病的セメント質または象牙質を取り除き，歯根面を平滑化・滑沢化します. そしてプラーク，歯石が再び付着することを阻止し，さらに生物学的為害性のない歯根面を作り，その後に起こる創傷治癒において歯肉の結合組織性付着や上皮性付着を生じやすくします.

### 用語を確認しよう

表 1　スケーリング，ルートプレーニングの関連用語

| 用　語 (英語表記) | 内　容 |
|---|---|
| スケーリング (scaling) | 歯面に付着したプラーク，歯石，その他の沈着物を機械的に除去する操作. 歯周病の予防や治療の一手段として重要な位置を占め，スケーラーを用いて行われる |
| 歯肉縁上スケーリング (supragingival scaling) | 歯肉辺縁より歯冠側にある歯石を取り除く処置. 一般に超音波スケーラー，音波スケーラー，シックルスケーラー，キュレット (鋭匙型スケーラー) が用いられる |
| 歯肉縁下スケーリング (subgingival scaling) | 歯肉縁下，すなわち歯肉溝，歯肉ポケットまたは歯周ポケット内の歯面に沈着する歯石を取り除く処置. 超音波スケーラーやキュレット (鋭匙型スケーラー) などが用いられる |
| ルートプレーニング (root planing) | 歯石や細菌，その他の代謝産物が入り込んだ粗糙な病的セメント質あるいは象牙質を取り除き，滑沢化すること. プラーク，歯石が再び付着することを阻止し，また，生物学的為害性のない根面を作ることによって結合組織性付着，上皮性付着を生じやすくする. キュレット (鋭匙型スケーラー) と超音波スケーラーなどが用いられる |
| ルートデブライドメント (root debridement) | 歯根面に付着した歯肉縁下のプラーク，歯石，および病的セメント質を除去すること |

### 目的も確認

表 2　SRP の目的

- スケーリングでは，歯肉縁上および歯肉縁下のプラーク，リテンションファクターとなる歯石を取り除く
- ルートプレーニングでは，生物学的に為害性のない，滑沢な歯根表面を作り，その後に生じる歯肉上皮や歯肉結合組織との付着を促進する
- 歯肉縁下の細菌叢を健全な状態に回復する
- 炎症症状のない臨床的に健康な歯周組織を回復させる
- 術者や患者さん自身がプラークコントロールの行いやすい環境をつくりあげる

# SRPとルートデブライドメント

## SRPの目的

　近年,ルートデブライドメントという用語が登場し(表1),SRPとほぼ同義に用いられるようになっています.デブライドメントは本来,外来から生体に沈着した刺激物や,それが原因で変成した組織を除去する処置を指します.このことから歯周治療では,歯肉縁下のプラーク,歯石,ポケットに面する歯根面の病的セメント質,さらに歯槽骨と置換した不良肉芽組織などの除去を,ルートデブライドメントとよぶようになっています.すなわち,この処置はSRPとほぼ同じ目的を有しています.違いは,ルートデブライドメントでは病的歯根面除去に加え,

歯肉縁下ポケットの中の感染源である病原因子(プラーク)除去が,処置の定義のなかに明記されている点です[4](図1).言い換えると,歯石除去を除くとSRPが用語のとおり根面の平滑化に主眼を置いているのに対し,ルートデブライドメントは,それを一歩進めた歯肉縁下の細菌感染源(プラーク)の除去の概念が含まれています[5].これらの言葉をあえて区別して使用している論文・記事もありますが,歯周ポケット内の微生物のコントロールを重視する現代歯周治療学の考え方が浸透している現在では,すでにSRPの定義のなかにルートデブライドメントの概念も包含されているものと考えられます(表2,図1).このように,病的セメント質に浸透した

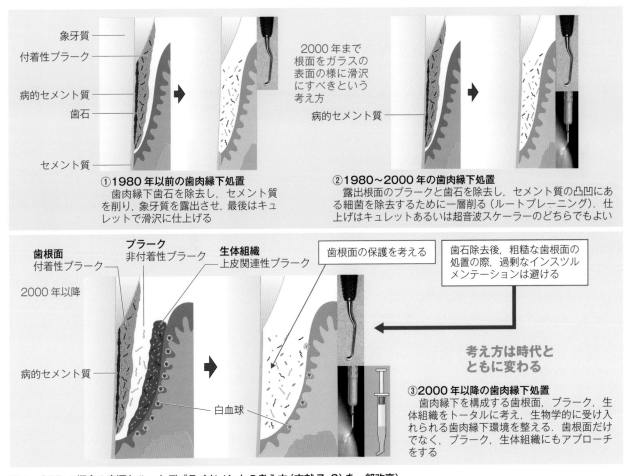

図1　SRPの概念の変遷とルートデブライドメントの考え方(文献7,8)を一部改変)

内毒素 (リポ多糖：以下，LPS) の除去を積極的に行うよりも，歯周ポケット内の細菌叢をいかに正常に戻すかが重要であると考えられるようになってきています.

### 治療を成功に導くために

SRP において大切なことは，術前の歯周病検査による施術部位の状態の正確な把握と，的確な器具の操作，術後の管理です．検査は歯周プローブやエキスプローラーを用いて行われますが (**Chapter5 参照**)，X 線写真の情報と併せて，歯の解剖学的形態，歯槽骨の形態 (**Chapter2 参照**)，そしてそれらの関連の確認が必須です.

SRP に使用される器具は，ハンド (手用) スケーラー，エアスケーラー，超音波スケーラーが主流ですが，近年では歯科用レーザーも用いられるようになってきていま

す[6]．それに伴って，歯周治療での SRP の効果に関して，数々のエビデンスが過去の臨床研究から提供されています[7]．さらに，術後のプラークコントロールの水準の維持は，処置を行った部位の良好な治癒や再発防止に重要な役割をはたします.

先に述べたように，SRP はプラークコントロールとならび，歯周病の炎症の原因となる病原因子除去に必須の治療行為です．よって，つねに歯科衛生士と歯科医師には，この治療法についての正しい知識と手技を修得し，年々変化する概念や治療器具の進化を理解したうえでの柔軟な対応が求められています．このことは同じ症例が 1 つとして存在しない，多様な歯周病の病態に対する治療を確実な成功に導くうえでも重要です.

# どこまでルートプレーニングすべきか？

歯石表面の粗糙部がプラークのリテンションファクターであることから，SPR のうちスケーリングは必須の処置となりますが，歯石除去後，歯根面へのルートプレーニングでの対応に関しては，これまでさまざまな知見が示されています．つまりこれは，「どこまでルートプレーニングすべきか？」という議論にもつながります.

結論としては，すでに述べたルートプレーニングの目的，その必要性の考え方には変化はありません．しかし，キュレットなどの器具操作による病的セメント質除去の目的で，必要以上に健全なセメント質層や象牙質を含めた歯根面の削合を行うことに対する警鐘が鳴らされているのです.

### セメント質の削合と汚染セメント質

バイオフィルムであるプラークが歯肉縁下に侵入し歯根面に付着すると，プラークを構成するグラム陰性嫌気性桿菌由来の LPS がセメント質に浸透し，後に歯石に変化する場合でも LPS が存在する，その部分をいわゆる汚染セメント質とよびます．この状態は歯肉が歯根表

**セメント質の構成，覚えていますか？**

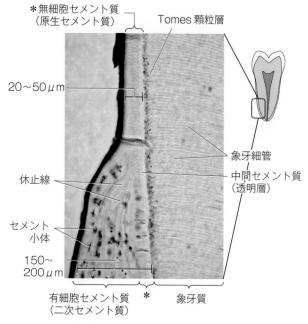

図2　**セメント質の構成**
歯頸部付近には無細胞性セメント質，歯根尖方向に移行するにしたがい有細胞セメント質が増加し，厚みが増す

## 意外に削れるセメント質

| | |
|---|---|
| 超音波スケーラー | 11.6μm |
| 音波スケーラー | 93.5μm |
| キュレット | 108.9μm |
| ダイヤモンドバー | 118.7μm |

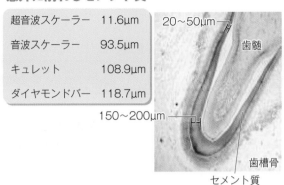

図3　使用器具によるセメント質の切削量に関する研究[9]

## LPS はどのくらい染みこんでいる？

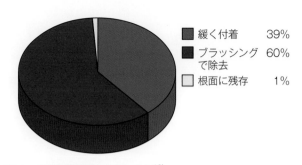

■ 緩く付着　　　　39%
■ ブラッシング　　60%
　 で除去
□ 根面に残存　　　 1%

図4　歯周病罹患歯のLSP 分布[12]
LPS の60%は歯根表面のブラッシングで除去可能であるとされる

面へ再度付着するのを妨げ，治療後も歯周ポケットが改善しない原因となります．

　しかし，これまでいくつかの論文では，このLPS の存在はセメント質表面のごく表層部に限局したもので，その除去に際してキュレット操作で平滑かつ滑沢な根面を得ることに傾注するあまり，オーバーインスツルメンテーションとなる危険性が指摘されています[9, 10]．

　一般的にセメント質は，セメント-エナメル境（以下，CEJ）付近から根尖までの象牙質表面を被う無細胞セメント質と，歯根尖側約1/3 においては，さらにその無細胞セメント質上を被う有細胞セメント質とに分類されます（図2）．その厚さは，CEJ 付近で20～50μm 程度で，根尖に向かって厚さを増して150～200μm 程度となります（図3）．そして，歯根面に対しインスツルメンテーションを行う場合，一般的に用いられるハンドキュレットでは，12 回程度のストロークで歯根表面が108.9μm の厚さで削合され，それは部位によってはすでに象牙質に達する削除量となることが示されました[9]（図3）．Coldiron ら[10]は，キュレットによる20～70 回のストロークで，多くの歯根面から完全にセメント質が除去されてしまうことを述べています．

　それに先立ち Nakib ら[11]は，LPS はセメント質に浸透せずに表層部に付着しているのにすぎない可能性を，Moore ら[12]は，LPS の浸透は比較的セメント質表層部に限定されており，緩く付着しているものが39％で，60%はブラッシングにより除去可能であること（図4），

## LPS を取るにはどうするべき？

表3　歯根面の汚染とセメント質の除去について

| |
|---|
| 健全歯および歯周病罹患歯でも，LPS はセメント質に浸透せずに，表層部に付着しているのに過ぎない（Nakib, 1982） |
| 歯周病罹患歯の歯根面のLPS の状態は，緩く付着しているものが39％で，ブラッシングにより除去可能なものが60%であった（Moore, 1986） |
| 歯根表面に付着または浸透しているLPS は，浸透していてもごく表層のみ．強いハンドインスツルメンテーションを行わなくても研磨程度で除去でき，その後の創傷治癒を阻害しない（Nyman, 1988） |
| キュレットによる20～70 回のストロークで，多くの歯根面から完全にセメント質は除去される（Coldiron, 1990） |
| それぞれ12 回のストロークで，超音波スケーラーは11.6μm，エアスケーラーは93.5μm，ハンドキュレットは108.9μm，ダイヤモンドバーは118.7μm の深さで根面を削る（Ritz, 1991） |

＊一般的にセメント質の厚さは，CEJ 付近で20～50μm 程度で，根尖に向かって厚さを増して150～200μm 程度となる

　また Nyman ら[13]はフラップ手術時の歯根表面の歯石除去後は，キュレットを用いたルートプレーニングでなく，セメント質表面をポリッシングする程度であっても，術後，同様の臨床的成績が得られることを述べています（図5，表3）．

## オーバーインスツルメンテーションへの警鐘

　しかしこれらの研究結果は，ルートプレーニングの必要性を否定しているのでなく，根面への過剰な器具の使用（オーバーインスツルメンテーション），たとえば強

## SRP がいらないということではない

**図5　歯周治療後の治癒における汚染セメント質除去法の比較[13]**
歯根表面に付着または浸透しているLPSは，浸透していてもごく表層のみ．強いハンドインスツルメンテーションを行わなくても，研磨程度で除去され，その後の創傷治癒を阻害しないが，プラークリテンションファクターの除去が必要である

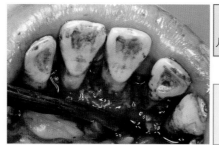
フラップ手術時

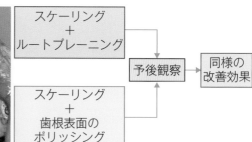

```
┌─────────────┐
│  スケーリング   │
│     ＋       │──┐
│ ルートプレーニング │  │    ┌──────┐   ┌──────┐
└─────────────┘  ├──→│予後観察│──→│同様の  │
┌─────────────┐  │   └──────┘   │改善効果 │
│  スケーリング   │  │             └──────┘
│     ＋       │──┘
│  歯根表面の    │
│ ポリッシング    │
└─────────────┘
```

### 何が問題なのか？

**図6　過剰なSRPによる歯根面のダメージ**
同一部位へのたび重なるキュレット操作で生じた陥凹．知覚過敏やセメント質齲蝕発現の危険性が増大する
① 5̲|遠心部だけの問題でなく 6̲|近心部にも問題があるが，5̲|遠心のアクセスがしやすいため削除量が多くなっている
②本当は抜歯した |5̲ 近心に問題があったのを，|4̲ 遠心の問題と考え漫然と処置をした結果，削除量が多くなっている

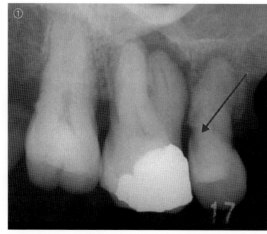
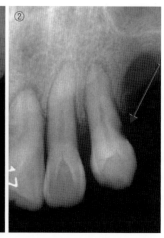

圧での器具の使用，頻回かつ長時間における同一部位への画一的操作などによる，病的セメント質に限らない，健全なセメント質や一部の象牙質の除去を含めた，歯根表面へ過剰なダメージを与える危険性を指摘したものと考えるほうが適切です（図6）．

すなわち，歯肉縁下のSRPに際して，スケーリング後に歯根面に粗糙面や凹凸面が残った部位は，プラークのリテンションファクター（プラークが付着しやすい部位）となる危険性があります．さらに，その表層部のセメント質は変成し，LPSが存在すると考えられることから，従来どおりのルートプレーニングで対応する必要性がありますが，器具の選択の誤りや不適切な器具の操作によって，必要以上に歯根面の削合が生じることは好ましくないということです．

実際の臨床では，歯石を除去した後，根面の粗糙面をなくし，同時に変成したセメント質やLPSだけを歯根面から確実に取り除く方法はないので，いまのSRPの手段が必要となるのです．また，SRPは歯石や粗糙面にアプローチすることで，LPSだけでなく，それ以外の汚染物質，ポケット内の細菌叢などを破壊，除去することができます．

過剰なインスツルメンテーションを避けるためには，事前に歯肉縁下の歯根面の歯石の付着状態や粗糙感の程度を精密に探査する方法，適切な大きさ，形状の器具をもって確実に病変部へアプローチする方法，操作を確実に行うテクニックを身につける必要があります．このように今後は，SRPにも歯根表面のセメント質の温存を図るミニマルインターベンション（MI）の概念が必要であると考えられます．

# ③ "治すSRP" と "治せないSRP" とでは、何が違うのか？

## SRPの効果に影響する因子

　SRPは、歯周治療において高い効果を発揮する治療です。しかし、私たちはしばしば、十分な結果が得られない症例に遭遇します。そこにはいったい何が足りないのでしょうか？

　SRPの成否を左右する因子には、歯周ポケットの深さ、歯周組織の解剖学的要件（歯肉の質・歯肉形態・歯根形態・根面の状態）、歯石の付着状態や範囲、術者の経験

と技術、使用器具の状態、そして患者さんの歯肉縁上プラークコントロールの状態などがあげられます（図1）。しかし、歯周組織の情報の多くは、術前の検査で把握することが可能であり、また器具の管理は日々の業務の一環として心がけていれば問題はありません。さらに、術者はトレーニングを積むことで、迅速かつ確実な対応が可能となります。

### もう一度考えよう！SRPの成功要因

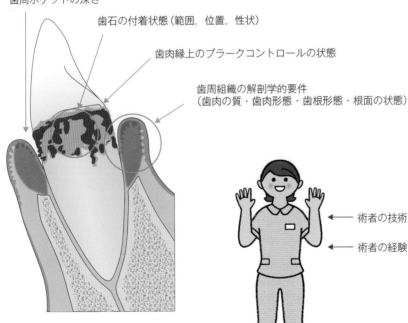
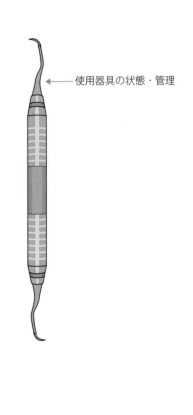

口腔内・歯列の状態
（開口量，隣在歯の位置，補綴・修復物の状態）

歯周ポケットの深さ

歯石の付着状態（範囲，位置，性状）

歯肉縁上のプラークコントロールの状態

歯周組織の解剖学的要件
（歯肉の質・歯肉形態・歯根形態・根面の状態）

使用器具の状態・管理

術者の技術

術者の経験

術前検査による
情報収集

図1　SRPの正否を決定する要素

# 歯周組織の状態を見きわめる

## SRP と歯周ポケットの深さ

　歯周組織の状態が SRP の正否に影響を与えることを示した研究としては，Waerhaug[14] の器具の到達限界についての研究が有名で，5mm 以上のポケットを有する歯では，歯肉縁下処置後の歯根面での汚染の残存率は89%ですが，ポケットが浅くなるとその割合が減少することを報告しています（図2）．また Stambaugh ら[15] は，局所麻酔下での器具の到達限界は 6.21mm 程度であり，Waerhaug と同様に深い歯周ポケットに対しては十分な対応ができないことを述べています．このように，初診時の歯周ポケットの測定値から，ある程度治療の正否（予後）の予測ができる可能性も提示されています．また，歯周ポケットの深さは，フラップ手術を代表とする歯周外科治療への移行の判断にも使用されるもので，いわば歯肉縁下における手探りでの治療である SRP（非外科治療）の限界を示す数値ともとらえられます（表）．

## 再 SRP の意味

　しかし，歯周ポケットの深さによる SRP の限界という判断をくだす前に考える必要があるのは，1 回の治療によって歯肉退縮が起こり，歯周ポケットも浅くなるという事実です．すなわち，最初は深いポケットであっても，繰り返しの処置で炎症を消退させながらポケットを浅くすることができれば，徐々に SRP の成功率は高まり，たとえば初期に 8mm の深いポケットであっても，結果的にはポケットを浅くでき，歯周ポケット内の環境改善が SRP の繰り返しのみで可能であることを提示しています（図3）．

　Cobb[16] は総説のなかで，4〜6mm の歯周ポケットにおいて，SRP 後のプロービングポケットデプス（以下，PPD）減少量は 1.29mm，臨床的アタッチメントレベル（以下，CAL）のゲイン（獲得量）は 0.55mm であり，さらに深い 7mm 以上のポケットでは PPD 減少量は 2.16mm，CAL ゲインは 1.79mm であることを述べ，

## 数 mm が運命を分ける

■ 失敗（プラークの再形成）
■ 成功（上皮付着の獲得）

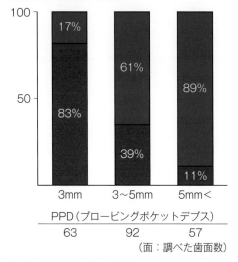

PPD（プロービングポケットデプス）

| 3mm | 3〜5mm | 5mm< |
| --- | --- | --- |
| 63 | 92 | 57 |

（面：調べた歯面数）

図2　歯周ポケットの深さによる SRP 後の歯根面の状態

## SRP は強力な武器

表　SRP の限界と臨床効果

| |
| --- |
| ポケットが 5mm 以上の場合，プラークと歯石の残存が 89% のケースで生じたが，3〜5mm の場合は 61%，3mm 未満の場合は 17% に低下した（Waerhaug，1978）（図2） |
| 局所麻酔下で歯科衛生士が SRP を行う場合，プラークと歯石の存在しない面が 3.73mm 形成され，器具の到達限界は 6.21mm であった（Stambaugh，1981） |
| 非外科治療と外科治療の 5 年経過後の比較において，初診時の 3mm 以上のポケットでは効果は同様であった（Lindhe，1984） |
| 6mm 前後のポケットがある小臼歯と大臼歯では歯肉弁剥離なしでの成功は困難．大臼歯部では剥離をしてもしなくても 60% の歯で歯石の残存があった（Buchanan and Robertson，1987） |
| 4〜6mm のポケットで，PPD 減少は 1.29mm，CAL ゲインは 0.55mm，7mm 以上のポケットで，PPD 減少は 2.16mm，CAL ゲインは 1.79mm であった（Cobb，1996） |

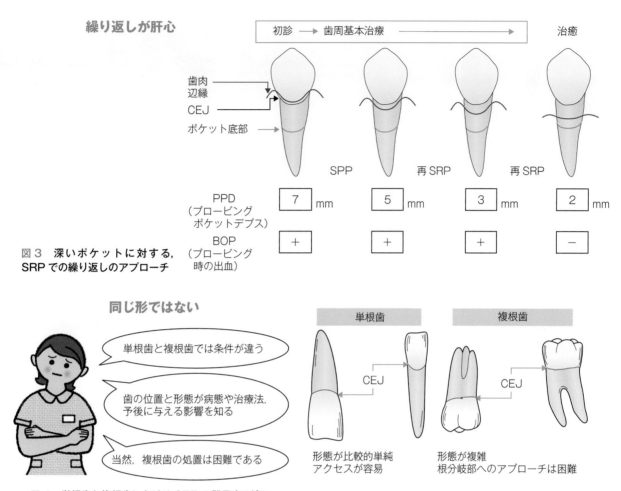

図3 深いポケットに対する,SRP での繰り返しのアプローチ

図4 単根歯と複根歯における SRP の難易度の違い

より深いポケットではより高い改善効果が得られることを示しています.

　日本歯周病学会の指針[3]では,PPD が 4 mm 以上,BOP(＋)で歯周外科治療を行えない場合には,繰り返しの SRP で対応する方針が述べられています.また Lindhe ら[17]は,非外科治療も外科治療も長期の予後は変わらず,行う術式よりも歯肉縁下でのルートデブライドメントをいかに正確に行い,歯肉縁下の病原因子を除去するかが重要であると述べています(表).

　もちろんこれには,後に述べる根面の解剖学的要件や術者の器具の操作テクニックの正確性,熟練度などが関係してきますが,その他にも SRP によるポケットの改善効果,臨床パラメータの変化などを検討し,この SRP

の歯周治療における重要性を示した論文は多数あります(Chapter 3 参照).

## 何が SRP に影響を与えるのか？

　SRP の効果に影響を与える因子には,歯面の解剖学的な条件があります(Chapter2 参照).ごく一例をあげると,単根歯と複根歯とでは,根面へのアプローチの困難さがかなり異なります(図 4).Buchanan ら[18]は,小臼歯と大臼歯とでは歯肉弁の剥離なしでの成功は困難であり,また PPD が 6 mm 前後の場合,大臼歯部では剥離を行ったとしても 60％の歯に歯石の取り残しがあり,アクセスの問題があると述べています.その他にも,歯根における根面溝や陥凹部の存在,隣在歯との距離や

## 歯肉の質も大切

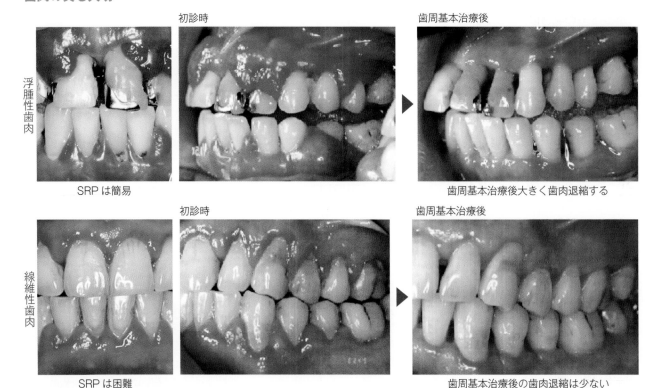

浮腫性歯肉

初診時

SRP は簡易

歯周基本治療後

歯周基本治療後大きく歯肉退縮する

線維性歯肉

初診時

SRP は困難

歯周基本治療後

歯周基本治療後の歯肉退縮は少ない

**図5　浮腫性歯肉と線維性歯肉**
歯肉の腫脹の状態により，SRP の難易度は変わる

修復物および補綴物の状態により，キュレットのブレードの歯肉縁下への挿入が困難となることがあります．さらに，患者さんの開口量が少なかったり，口唇頬粘膜の緊張度が高いことによって器具操作が制限されるような条件もあると思います．

　また歯肉の形態では，歯肉が浮腫性に腫脹している（ぶよぶよとした感じで，エアなどにより動く）場合と，線維性に腫脹している場合（硬く盛り上がっている感じで，歯肉はあまり動かない）とでは，前者のほうが歯肉縁下に器具のアクセスがしやすく，キュレットなどの操作も行いやすい状態です．さらに，前者では炎症の原因がなくなった後の歯肉退縮も大きく起こり，ポケットの減少量も大きくなります（図5）．

　歯肉縁下の歯槽骨の吸収形態にも器具の操作は左右され，水平性骨吸収に伴う骨縁上ポケットでは歯肉縁下へのアクセスは比較的楽ですが，垂直性骨吸収に伴う骨縁

## 骨縁下ポケットは厄介

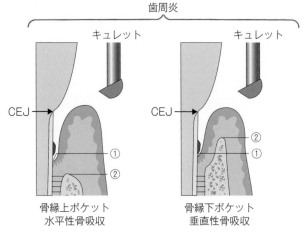

歯周炎

キュレット　　　　　キュレット

CEJ　　　　　　　CEJ

①ポケット底部　②歯槽骨頂部

骨縁上ポケット　　　　骨縁下ポケット
水平性骨吸収　　　　　垂直性骨吸収

両方とも真性（歯周）ポケット

**図6　ポケットの形態による SRP の難易度の違い**
骨縁下ポケットではスケーラーがアクセスしにくい

下ポケットの場合はキュレットのブレードの幅が歯槽骨頂部と歯面間の距離よりも大きく，根面への十分なアクセスができないことがあります．この際には，よりブレードの幅の狭いキュレットを選択するなどの工夫が必要です（図6）.

## SRPのスキルを高める

最後に，器具の適切な管理と治療時の選択を誤らないことです．キュレットなどのスケーラーに関してはシャープニングを怠らないこと，また他章でも解説されていますが，手用の器具，超音波スケーラーの正しい選択，使用（操作）方についての知識，また練習を行い，スキル（熟練度）を高めることも大切です．Brayer[19]，Fleischerら[20] は，術者の熟練度とSRPまたはフラップ手術（オープンフラップデブライドメント）後の歯石の残存率を歯種別に比較しました（図7）．その結果，熟練した経験年数の長い術者で，熟練していない術者と比較して残存歯石の割合はいずれの場合も低く，特に興

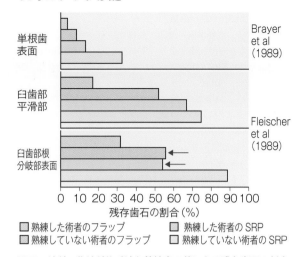

**スキルアップが鍵**

図7 外科，非外科的手法と熟練度の差による残存歯石の割合

凡例:
- □ 熟練した術者のフラップ
- □ 熟練した術者のSRP
- □ 熟練していない術者のフラップ
- □ 熟練していない術者のSRP

味深い結果として，大臼歯の分岐部根面では，歯肉弁を開けて行った熟練していない術者のものと比較して，熟練した術者のSRPのほうが残存歯石の割合が低い結果になりました（図7，←）.

このように，SRPのスキルを高めることも，"治すSRP"の実践につながるのです.

## まとめ

本章では，"治すSRP"に必要な条件に関して，いくつかの視点から解説してきました．いまの皆さんの知識，手技の見直しのお役に立てたでしょうか？

すべての治療に共通して大切なことは，① 病変がなぜ生じているのかに関する病因論の知識をもつこと，② 病変部の状態をできる限り正確に把握する検査のスキルを身につけること，③ 病変部に対処する器具・薬物を正しく選択し，使用するスキルを身につけること，④ 病変の治癒の状態を正しく把握，対応するスキルを身につけること，などです.

SRPを教科書どおりに行えたとしても，病態の改善，組織の治癒が得られなければ，その手技は成功ではあり

ません．結びとして，その際の7つのチェックポイントをあげてみました（図8）．困ったときは，ぜひご活用ください.

**参考文献**

1) 鴨井久一，沼部幸博：歯周病をなおそう 第2版. 砂書房，東京，2010.

2) 日本歯周病学会編：歯周病の診断と治療の指針2007 第1版. 医歯薬出版，2007.

3) 日本歯周病学会編：歯周病の検査・診断・治療計画の指針2008 第1版. 医歯薬出版，2009.

4) 日本歯周病学会編：歯周病学用語集 第2版. 医歯薬出版，2013.

5) 新田 浩：読んでナットクQ＆A. デンタルハイジーン，

28 (7)：637〜639, 2008.

6) 青木　章, 水谷幸嗣, 渡辺　久ほか：レーザーによる歯石除去. 日本レーザー歯学会誌, 21 (2)：100〜109, 2010.

7) 沼部幸博：SRP の現在を考える. 日本歯周病学会会誌, 56：342〜345, 2014.

8) 新田　浩：侵襲性の低いデブライドメントを行うために知っておきたい基礎知識. デンタルハイジーン, 30 (9)：898〜903, 2010.

9) Ritz L, Hefti AF, Rateitschak KH：An in vitro investigation on the loss of root substance in scaling with various instruments. *J Clin Periodontol*, 18 (9)：643-647, 1991.

10) Coldiron NB, Yukna RA, Weir J, et al.：A quantitative study of cementum removal with hand curettes. *J Periodontol*, 61 (5)：293-299, 1990.

11) Nakib NM, Bissada NF, Simmelink JW, et al.：Endotoxin penetration into root cementum of periodontally healthy and diseased human teeth. *J Periodontol*, 53 (6)：368-378, 1982.

12) Moore J, Wilson M, Kieser JB：The distribution of bacterial lipopolysaccharide (endotoxin) in relation to periodontally involved root surfaces. *J Clin Periodontol*, 13 (8)：748-751, 1986.

13) Nyman S, Westfelt E, Sarhed G, et al.：Role of "diseased" root cementum in healing following treatment of periodontal disease. A clinical study. *J Clin Periodontol*, 15 (7)：464-468, 1988.

14) Waerhaug J：Healing of the dento-epithelial junction following subgingival plaque control. II：As observed on extracted teeth. *J Periodontol*, 49 (3)：119-134, 1978.

15) Stambaugh RV, Dragoo M, Smith DM, et al.：The limits of subgingival scaling. Int *J Periodontics Restorative Dent*, 1 (5)：30-41, 1981.

16) Cobb CM：Non-surgical pocket therapy：mechanical. *Ann Periodontol*, 1 (1)：443-490, 1996.

17) Lindhe J, Westfelt E, Nyman S, et al.：Long-term effect of surgical/non-surgical treatment of periodontal disease. *J Clin Periodontol*, 11 (7)：448-458, 1984.

18) Buchanan SA, Robertson PB：Calculus removal by scaling/root planing with and without surgical access. *J Periodontol*, 58 (3)：159-163, 1987.

19) Brayer WK, Mellonig JT, Dunlap RM, et al.：Scaling and root planing effectiveness：the effect of root surface access and operator experience. *J Periodontol*, 60 (1)：67-72, 1989.

20) Fleischer HC, Mellonig JT, Brayer WK, et al.：Scaling and root planing efficacy in multirooted teeth. *J Periodontol*, 60 (7)：402-409, 1989.

## SRP で改善しないケースの 7 つのチェックポイント

☑ 歯肉縁上のプラークコントロールが維持されているかを再確認
　　→歯肉縁上のプラーク付着, 細菌叢悪化は歯肉縁下にも影響する

☑ 歯周ポケットのプロービングの検査情報を再確認
　　→歯根表面, 歯周ポケットの探査がきちんとされているかを確認

☑ 使用している器具がきちんと管理されているかを確認
　　→キュレットなどのシャープニング, 超音波スケーラーのチップの摩耗のチェック

☑ 繰り返しの SRP に対して, きちんと組織が反応しているかを確認
　　→歯周ポケット内の環境が改善していれば, ポケットの深さにも改善があるはず

☑ 歯肉縁下の再 SRP を根拠なく行わず, 歯根面の保護を考える
　　→繰り返し治療で改善しない場合は器具の到達などに問題がある. 原因を考える

☑ 原因確認と明視野下での原因除去のためのフラップ手術を視野に入れる
　　→歯肉縁上からのインスツルメンテーションが限界なら, 歯周外科治療が選択肢となるので歯科医師に相談

☑ 患者さんの全身状態, 生活環境, 生活習慣の変化などを再確認
　　→基礎疾患の悪化 (関節リウマチ, 糖尿病など) や生活習慣に問題 (喫煙など) が生じると病態が悪化

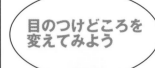

目のつけどころを変えてみよう

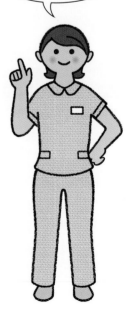

図8　SRP で改善しないケースのチェックポイント

# SRPに必要な歯の解剖学的特徴

**歯**（歯根）の解剖学的理解がなぜ必要なのでしょう？
歯根を含めた歯の形態の理解は，歯科衛生士臨床の基本であるプロービング，歯石探知，SRPなどのインスツルメンテーション時に不可欠で，アプローチ方法や器具選択などにもかかわります．解剖学的構造の理解なしに歯肉縁下へアプローチをすると，歯石などの取り残しが生じたり，スケーラーにより患者さんの軟組織を傷つけ，医原性のトラブルを生じさせる可能性すらあるということです．歯の解剖学的な形態の理解は治療効果を左右します．
非明視野である歯肉縁下を処置する歯科衛生士の皆さんは，その重大さを正しく理解し，適切にアプローチする必要があるのです．

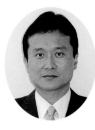
東京歯科大学
解剖学講座 教授
**阿部伸一**
（歯科医師）

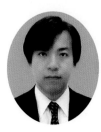
東京歯科大学
解剖学講座 准教授
**松永 智**
（歯科医師）

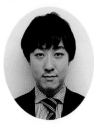
東京歯科大学
解剖学講座 助教
**山本将仁**
（歯科医師）

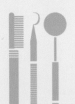

# 歯の解剖学的特徴を理解しよう！

## 基本をおさらいしよう！

### 歯の名称

歯の解剖学的特徴を理解するために，まず歯の名称を

おさらいしましょう．SRP を行うためには，各部位の特徴や傾向を理解し，つねに歯根の近遠心的あるいは頬舌的な方向を把握しておく必要があります（図1）

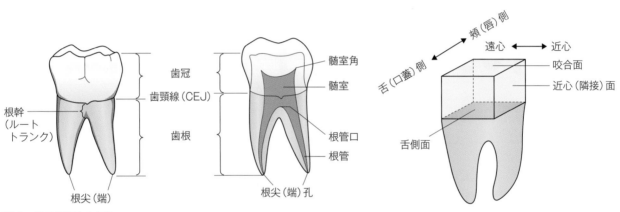

図1　歯の各部位の名称

### 歯の三大徴候

歯の左右を識別する際に役立ちます（図2）．

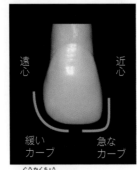

①隅角徴（ぐうかくちょう）
遠心切縁隅角が近心切縁隅角に比べ，丸みを帯びている特徴のこと

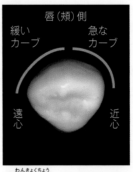

②彎曲徴（わんきょくちょう）
歯を切縁，または咬合面からみると，唇（頬）面の近心半部の脹らみが，遠心半部より強い特徴のこと

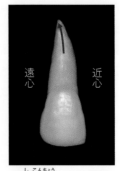

③歯根徴（しこんちょう）
根尖 1/3 が遠心に向かって曲がっている特徴のこと

図2　歯の三大徴候

## 上顎歯列

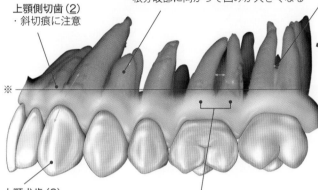

**上顎第一小臼歯（4）**
・近・遠心的に圧扁されている
・頬側根・口蓋根の2根が多い
・根分岐部に向かって凹みが大きくなる

**上顎第二大臼歯（7）**
・上顎第一大臼歯より歯根の離開度は小さい
・根の癒合，エナメル滴などが発現する場合がある

**上顎側切歯（2）**
・斜切痕に注意

**上顎犬歯（3）**
・上顎中もっとも大きい
・歯冠と歯根の方向が異なるので，歯根の植立位置に要注意

**上顎第一大臼歯（6）**
・3根なので，根の離開度，根分岐部病変に注意する

図3　上顎歯列弓のイメージ

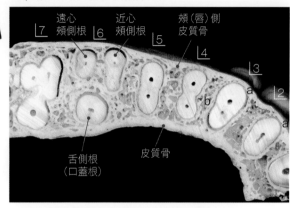

赤いライン（※）で切断すると

遠心頬側根　近心頬側根　頬（唇）側皮質骨
舌側根（口蓋根）　皮質骨

**図4　上顎水平断面を根尖側より観察（左側）**
前歯部における唇側の骨幅（a）が非常に薄いことが骨標本からもわかる．4は頬側，舌側の2根である場合が多く，圧扁が強い（b）

## 下顎歯列

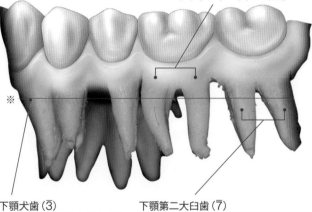

**下顎第一大臼歯（6）**
・根は遠心方向を向く
・根の彎曲に注意
・ルートトランクの長さに注意

**下顎犬歯（3）**
・唇側寄りに植立しているため骨が薄い場合が多い
・歯肉退縮・根面露出が生じやすく，開窓や裂開が起きることもある

**下顎第二大臼歯（7）**
・下顎第一大臼歯よりも根の離開度が小さい
・根が癒合している場合がある

図5　下顎歯列弓のイメージ

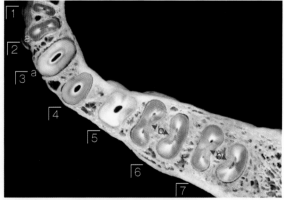

赤いライン（※）で切断すると

**図6　下顎水平断面を歯冠側より観察（左側）**
前歯部における唇側の骨幅（a）は非常に薄い．下顎大臼歯の近遠心根の内面には根面溝（凹み）がみられる場合がある（b）

# 1. 上顎中切歯（1）・上顎側切歯（2）

**1 の特徴**
- 単根（図7）
- 歯群中もっとも歯頸線が強く彎曲している（図7）
- 水平断面は三角形に近い

**2 の特徴**
- 単根で，通常歯根は 1 より長い（図8）
- 水平断面は近遠心的に圧扁されて卵形に近い
- 2 は 1 に比べて，歯冠の近心半部と遠心半部の差が大きい（つまり隅角徴が著明，図8，黄点線）

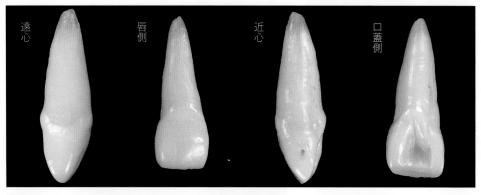

図7 1

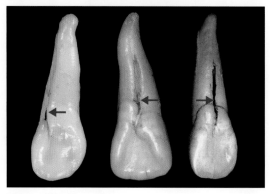

図8 2 唇側

## まれに生じる 2 の矮小変異

側切歯としての形態が残っているものの幅が狭く，舌面窩も浅い「矮小歯」や，歯面の区別が不明瞭で切縁がとがり，歯頸部を底とする円錐形を呈する「円錐歯」，歯冠が円柱状を呈する「円筒歯」などがあります（図9，10）．

## 高率にみられる 2 の「斜切痕（舌面歯頸溝）」に注意！

斜切痕とは舌面歯頸隆線の中央，もしくは辺縁隆線との境界部にみられる切痕で，図11のように著しいものでは歯根まで達します．斜切痕の部位には，線維性の歯肉の付着がみられない場合があり，プラークの停滞がつねに起こり，歯周病になりやすくなります．

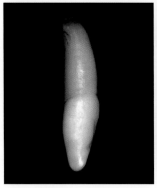

図9 円錐歯・矮小歯

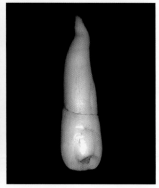

図10 円筒歯

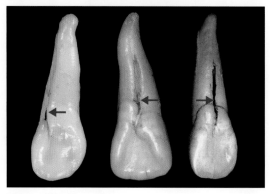

図11 斜切痕

# 2. 下顎中切歯（1）・下顎側切歯（2）

| 1 の特徴 | 2 の特徴 |
|---|---|
| ・単根（図12）<br>・水平断面は近遠心的に圧扁されて長円形<br>・近心半部と遠心半部が対称で，隅角徴と歯根徴はほとんど認められない<br>・歯根の近心面には縦走隆線（膨らみ）がみられる | ・単根（図12），歯根徴はみられずまっすぐ<br>・1 に比べて大きく，隅角徴が顕著（図12）<br>・近遠心的圧扁が強く，水平断面は楕円形（図13, 14）<br>・隣接面からみた唇側縁の豊隆は歯根のほうが大きい（図13） |

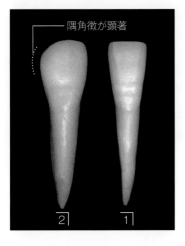

図12　1 と 2 の違い
2 は 1 と比べて大きく，隅角徴が顕著である

隅角徴が顕著

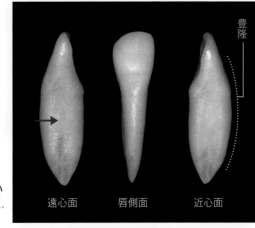

遠心面　　唇側面　　近心面

図13　2
遠心面には根面溝（縦走溝，→）がみられる

豊隆

## 遠心面の根面溝（縦走溝）に注意しよう！

　遠心面には高率で縦走溝（凹み）があり，歯周病が進み，縦走溝が露出すると，プラークが停滞しやすくなり，歯周病の進行を早める場合があります．

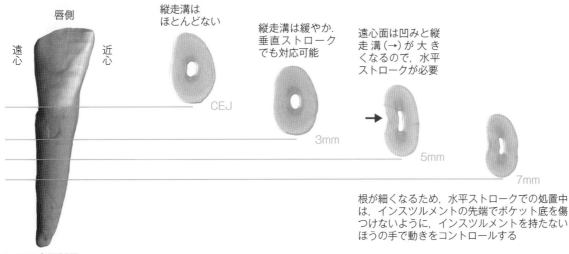

唇側
遠心　近心

縦走溝はほとんどない　　CEJ

縦走溝は緩やか．垂直ストロークでも対応可能　　3mm

遠心面は凹みと縦走溝（→）が大きくなるので，水平ストロークが必要　　5mm

7mm

根が細くなるため，水平ストロークでの処置中は，インスツルメントの先端でポケット底を傷つけないように，インスツルメントを持たないほうの手で動きをコントロールする

図14　2 の水平断面

# 3. 上・下顎犬歯 (3 ・ 3)

**3 ・ 3 の特徴**
- 単根，円錐形（図15）
- 歯根は，もっとも大きい（図16）
- 尖頭をもち，隅角徴（遠心切縁隅角が丸みを帯びる）と，彎曲徴（唇面の近心半部が唇側に向かって強く突出する）が顕著（図15）
- 3 のほうが 3 に比べて細長く，歯冠の凹凸が少ない
- 歯頸線が歯根側に凸彎している
- 近遠心的に圧扁され，歯頸部の水平断面は三角形から卵円形（図17）
- 屈曲が強い
- 歯槽骨が薄い（図16, 17）

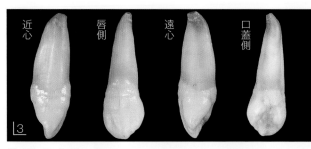
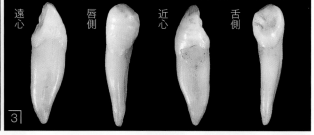

図15　3 と 3

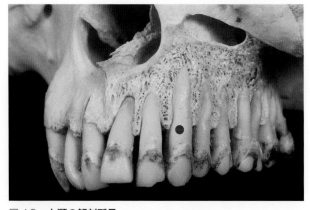

図16　**上顎の解剖所見**
頬側の皮質骨を除去し，内部の構造を観察したもの．3 の歯根（●）は，他の歯の歯根に比べて，太く長いのが特徴である．3 は上顎歯列の半長円形の"カーブの部分"に位置し，頬側皮質骨が薄くなる傾向があり，さらに，歯冠と歯根の軸方向が異なる場合がある

## 水平断面を観察しよう！

　歯根の水平断面の近心辺は凸隆，遠心辺は軽度の凹彎がみられ，過剰根がある場合には注意が必要です（図17）．

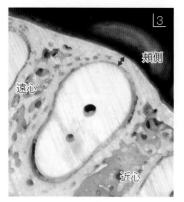

図17　3 の水平断面
頬側皮質骨が薄い（↔）

# 4. 上・下顎第一小臼歯（4・4̲）・上・下顎第二小臼歯（5・5̲）

**4̲ の特徴**
・単根（図18）または2根（図20）
・歯頸線から歯根にかけての近遠心的圧扁が強い（図18）

**4̲ の特徴**
・単根，円錐型
・水平断面は卵円形
・近心面には隆線がみられ，その両側に根面溝がみられる（近心根面溝と遠心根面溝）

**5̲ の特徴**
・4̲ に比べ，近遠心的圧扁が弱く単根が多い
・近心舌側面よりに縦に走る深い溝が出現することがある（図19）

**5̲ の特徴**
・単根，近遠心的に圧扁された円錐形
・水平断面は長円形

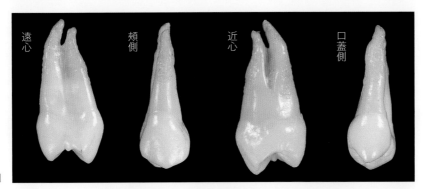

図18　4̲

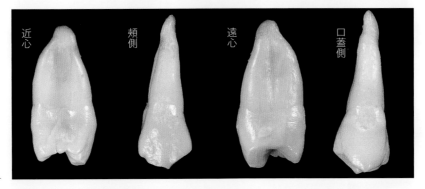

図19　5̲

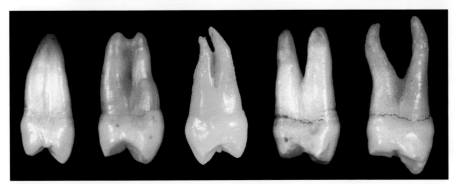

図20　さまざまな形態を呈する 4̲
近心面より観察したもの．歯種は同じでも歯根の形状，根面溝に違いがあることがわかる

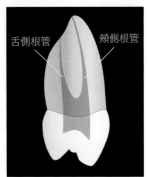

図21　4̲ の根内部のイメージ
根内部には頬側根管，舌側根管が存在する

舌側根管　　頬側根管

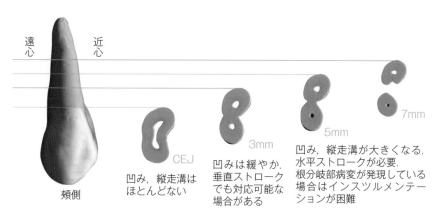

4 の根の形態に
注意しよう！

近遠心的圧扁が強く，頬側根管，舌側根管の2根管から成るため，両根管の間に溝ができます．2根の場合もあるので，注意しましょう．

図22　4 の水平断面（2根の場合）

遠心　　近心

頬側

CEJ
凹み，縦走溝はほとんどない

3mm
凹みは緩やか．垂直ストロークでも対応可能な場合がある

5mm
凹み，縦走溝が大きくなる．水平ストロークが必要．根分岐部病変が発現している場合はインスツルメンテーションが困難

7mm

# 5. 上顎第一大臼歯（6）

**6 の特徴**
・頬側に2本，口蓋側に1本の3根から成る（図23）
・近遠心頬側根は外側方に向かい，近遠心的に圧扁されている（図25）
・口蓋根は離開が大きく強大で，頬口蓋的に圧扁されている（図25）
・近心頬側根の約半数が分岐根管
・7 に比べ根の離開度が大きい（図24）

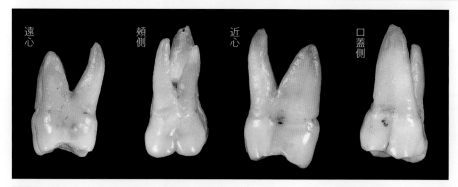

遠心　　　頬側　　　近心　　　口蓋側

図23　6

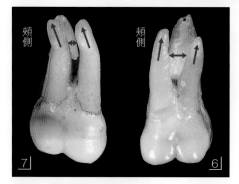

頬側　　　頬側

7　　　　6

図24　**根の形態の違い**
7 と 6 では 6 の根の離開度のほうが大きい．歯根徴（歯根の遠心への屈曲度合い）は 7 が顕著である

## SRP時の注意点

SRPを行う際は，X線写真からルートトランク，根の離開度など，根の形態を把握しましょう（図25）．歯槽骨の吸収が起こっている場合は，ファーケーションプローブによる根分岐部病変の検査が必要です．根分岐部病変が認められる部位のSRPは難しくなります．

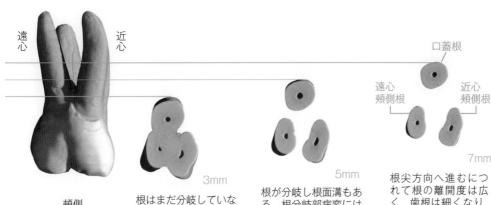

遠心　近心

口蓋根

遠心頬側根　近心頬側根

3mm

5mm

7mm

**頬側**

CEJ付近は，どちらかというと平行四辺形のような形をしており，曲線も緩やかでインスツルメンテーションはしやすい

根はまだ分岐していないが，それぞれの根の間に凹みが発現することが多い．インスツルメンテーションは困難となり，垂直・水平ストロークが必要

根が分岐し根面溝もある．根分岐部病変にはファーケーションプローブでの状態確認や根分岐部用の超音波スケーラーチップの使用が有効である

根尖方向へ進むにつれて根の離開度は広く，歯根は細くなり，器具操作はさらに難しくなる

図25　⑥の水平断面

# 6. 上顎第二大臼歯（⑦）

**⑦の特徴**
・頬側に2根，口蓋側に1根の3根から成る（図26）
・歯根の離開度は⑥に比べて小さく，歯根徴が顕著（図24）
・根が癒合している場合があり，その多くには根面溝が存在する
・咬合性の外傷を受けやすい（その影響から垂直性の骨吸収の有無に注意する必要がある）

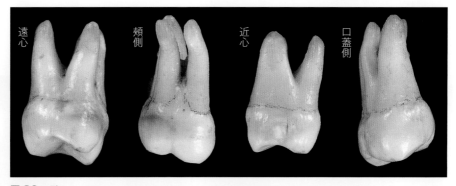

遠心　頬側　近心　口蓋側

図26　⑦

## 「エナメル滴（エナメルパール）」に注意しよう！

　歯根部または歯頸部にみられるエナメル質塊を「エナメル滴（エナメルパール）」といいます．この中心には，象牙質の核があり，線維性の付着はみられません（図27）．⑦，⑧に好発します．

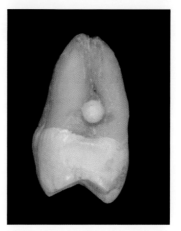

図27　エナメル滴（エナメルパール）

## SRP 時の注意点

6 と同様に，根の形態，根分岐部病変の有無を把握します．根が癒合している場合は，根面溝を形成する場合があるので注意しましょう．

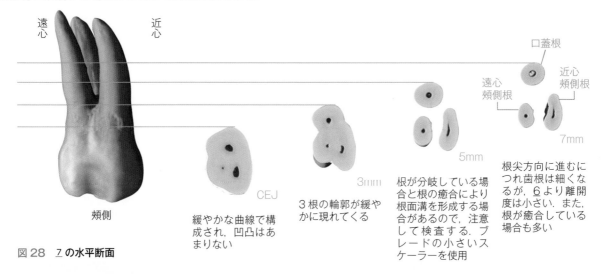

遠心　近心

口蓋根

遠心頬側根　近心頬側根

7mm

5mm

3mm

CEJ

頬側

緩やかな曲線で構成され，凹凸はあまりない

3 根の輪郭が緩やかに現れてくる

根が分岐している場合と根の癒合により根面溝を形成する場合があるので，注意して検査する．ブレードの小さいスケーラーを使用

根尖方向に進むにつれ歯根は細くなるが，6 より離開度は小さい．また，根が癒合している場合も多い

図28　7 の水平断面

# 7. 下顎第一大臼歯（6）

**6 の特徴**
- 近心根，遠心根の2根から成る（図29）．
- 近心根は，近遠心的圧扁が強い（図30, 31）
- 遠心根は近心根に比べて圧扁は弱く，丸みを帯びている（図31）
- さまざまな歯頸線の変異を示す
- 遠心根は2根に分岐し，遠心副根を生ずることがある

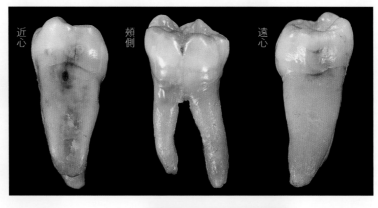

近心　頬側　遠心

図29　6

## 近心根の2つの根管と遠心舌側根

近心根の内部に，近心頬側根管と近心舌側根管の2根管が存在するため，近心根の圧扁が強くなっています．

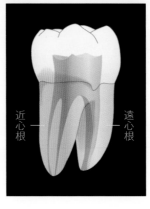

近心根　遠心根

図30　6 の歯髄腔の形態
髄室は立方形で，根管は3根管である．近心根に，近心頬側根管，近心舌側根管が存在し，遠心根に遠心根管が存在する

## SRP時の注意点

頬舌側ともに，根の間に凹み（根面溝）ができます．また根分岐部病変がある場合には，近心根と遠心根それぞれの内側にある根面溝にも注意が必要です．

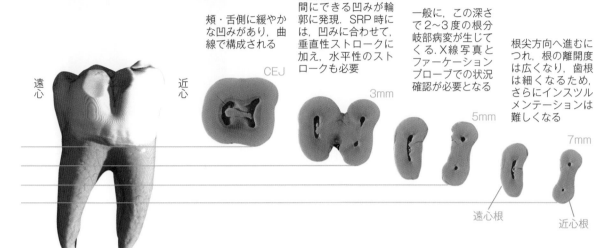

頬・舌側に緩やかな凹みがあり，曲線で構成される

頬舌側ともに，根の間にできる凹みが輪郭に発現．SRP時には，凹みに合わせて，垂直性ストロークに加え，水平性のストロークも必要

一般に，この深さで2〜3度の根分岐部病変が生じてくる．Ｘ線写真とファーケーションプローブでの状況確認が必要となる

根尖方向へ進むにつれ，根の離開度は広くなり，歯根は細くなるため，さらにインスツルメンテーションは難しくなる

遠心　近心　CEJ　3mm　5mm　7mm

遠心根　近心根

頬側

図31　6̄ の水平断面

# 8. 下顎第二大臼歯（7̄）

### 7̄ の特徴

・近心根，遠心根の2根から成る
・6̄ より歯根離開が小さく，融合の傾向を示す（図32）
・樋状根が出現することがある（図33）．
・頬側面歯頸線のほぼ中央で，エナメル質が近遠心根へ向かって突出した「根間突起（エナメル突起，エナメルプロジェクション）」がみられる（図34）

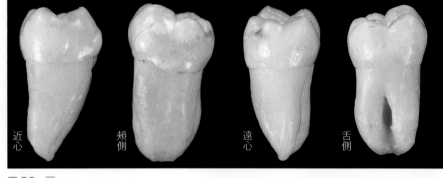

近心　頬側　遠心　舌側

図32　7̄

## 「樋状根」が出現することがある

近遠心根が頬側で癒合しています（図33）．頬側から見ると単根ですが，舌側から見ると深い縦溝で二分されています．

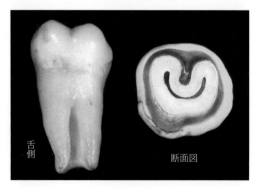

舌側　断面図

図33　樋状根

## 注意したい「根間突起」

　頰側面歯頸線のほぼ中央で，エナメル質が近遠心根へ向かって突出した「根間突起（エナメル突起，エナメルプロジェクション）」がみられます（図34）．この根間突起部分に線維性の付着はみられず，プラークの停滞がみられ，歯周病になりやすくなります．

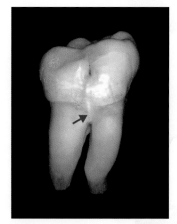

**図34　根間突起**
特に⑦にみられる場合が多い

## SRP 時の注意点

　⑥と同様に，根の形態，根分岐部病変の有無の確認が大切です．X線写真，ファーケーションプローブにより確認しましょう．

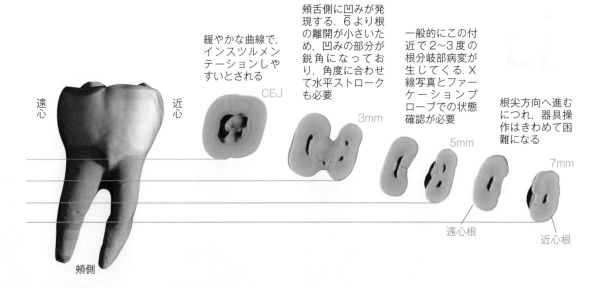

緩やかな曲線で，インスツルメンテーションしやすいとされる

頰舌側に凹みが発現する．⑥より根の離開が小さいため，凹みの部分が鋭角になっており，角度に合わせて水平ストロークも必要

一般的にこの付近で2〜3度の根分岐部病変が生じてくる．X線写真とファーケーションプローブでの状態確認が必要

根尖方向へ進むにつれ，器具操作はきわめて困難になる

遠心　近心

CEJ

3mm

5mm

7mm

遠心根

近心根

頰側

図35　⑦の水平断面

**参考文献**

1）　井出吉信，阿部伸一，小林明子ほか編：デンタルハイジーン別冊／臨床に活かす！歯と口腔のビジュアルガイド．医歯薬出版，2007．

2）　全国歯科衛生士教育協議会監修：最新歯科衛生士教本　歯・口腔の構造と機能　口腔解剖学・口腔組織発生学・口腔生理学．医歯薬出版，2011．

# Chapter 3

# 歯周治療の進め方とチャートの記載方法・読み方

**歯**周治療を成功させるためには，正確な診断やしっかりした治療計画を立てることが重要です．もちろんそれらは歯科医師が行うべきですが，歯科衛生士も治療をどのように進めるのか理解しておくことが重要です．患者さんごとに設定した治療のゴールに向かって正しく治療を進め，患者さんにとっても術者にとっても思いどおりの反応が得られたときの喜びは格別なものがあります．本章では，歯周治療を正しく進めていくために必要な治療の流れや，チャートの記載方法，読み方について解説していきます．

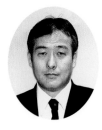

日本歯科大学生命歯学部
歯周病学講座 准教授
関野　愉（歯科医師）

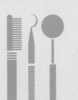

# 歯周治療の進め方を理解しよう！

## チャートの記載方法～歯周組織の検査～

### チャートに記載するパラメータ

図1，2に45歳，男性の初診時の口腔内写真および
X線写真を示します．患者さんは，全顎的な歯肉の腫脹
を主訴に来院しました．この場合，どのような検査によ
り，どのように診断し，治療を進めていけばよいでしょ
う．

歯周炎はプラークに由来する慢性の炎症性疾患です．
そして，歯や歯面によってその進行状態や重篤度が異な
る，いわゆる「部位特異性」という特徴があります．し
たがって，検査も部位（歯面）ごとに状況を調べられる
ものでなければ実用的でありません．

それに適した方法は，やはりプロービングです．4点
法または6点法で行います．その他の記載すべきパラ
メータは，プラークスコア，プロービング時の出血（以下，
BOP），プロービングポケットデプス（以下，PPD），排
膿，臨床的アタッチメントレベル（以下，CAL），根分
岐部病変，歯の動揺度等です（このうちCALは，健康
状態の基準値がないことや計測に熟練が必要などの理由
から，省略される場合が多い）（表）．

### 記載方法

これらのパラメータを記載するために専用のチャート
を用います．使用されるチャートは医療機関によって形

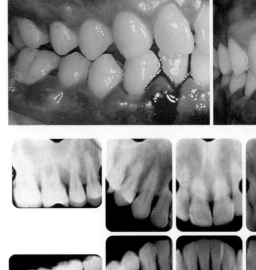
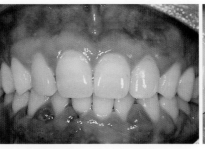
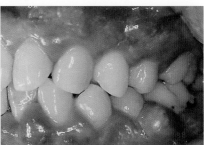
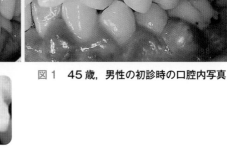

図1　45歳，男性の初診時の口腔内写真

図2　初診時のX線写真

表　**歯周チャートのパラメータの定義と意義（文献 1）を改変）**

| 検査項目 | 定義 | 意義 |
|---|---|---|
| プロービングポケットデプス（PPD） | 歯周プローブをポケットに挿入した際の，歯肉辺縁からプローブ先端までの距離 | 4mm 以下になると，その後歯周病の進行や再発が少なくなる．深いポケットほど嫌気性環境となり，歯肉縁下プラークおよび歯周病原細菌が多く存在しやすくなる．PPD の値が大きな部位は歯周組織破壊が進行する可能性が高い |
| プラークスコア | 歯を 4 面に分け，各歯面の歯頸部における歯肉縁上プラークの付着の有無を測定し，被検歯面に対するプラークの割合を表示する | 歯肉縁上プラークは，歯肉の炎症を引き起こすことが実証されており，歯肉炎の原因因子である |
| プロービング時の出血（BOP） | 歯周プローブをポケットに軽圧（25g 前後）で挿入した直後にみられる，おもにポケット底部からの出血 | プロービング時に出血がある部位は，ポケット内壁に炎症が存在することを意味し，歯周炎が進行する，あるいは再発する可能性が高い |
| 臨床的アタッチメントレベル（CAL） | 歯周プローブをポケットに挿入した際の，セメント-エナメル境からプローブ先端までの距離（セメント－エナメル境の代わりに修復・補綴物の辺縁などほかの基準点を用いる場合もある） | 厳密には組織学的な歯周支持組織の高さとは異なるが，臨床的に歯周組織の破壊程度を知るための指標となる |
| 歯の動揺度 | 通常ピンセットを用いて，歯の動揺の程度や方向を示す | 歯の動揺は，咬合力，歯根膜の拡大程度と歯槽骨の高さにより影響を受ける．咬合性外傷や急性炎症の際には，特に動揺が強くなる |

| | | | | | | | | | | | | | | | | | |
|---|---|---|---|---|---|---|---|---|---|---|---|---|---|---|---|---|---|
| 根分岐部病変 | | | | | | | | | | | | | | | | | |
| 歯の動揺度 | | | 0 | 1 | 0 | 0 | 0 | 0 | 0 | 0 | 0 | 1 | 1 | 1 | 0 | 1 | |
| PPD | B | | ⑤④④ | ⑤③⑥ | ④2③ | 3 2 ④ | ③2 2 | ③1 2 | 2 1 ③ | 3 2 ② | 2 2 ② | ③2④ | ④2⑦ | ⑥③⑥ | ⑧④⑥ | ⑤④⑥ | |
| | P | | ⑥⑤③ | ⑥④⑥ | ⑤④④ | 3④④ | ④③3 | ③3 3 | 3 3 ③ | 3 2 ④ | ③3③ | ③3⑤ | ⑤④⑥ | ⑥④⑦ | ⑦⑤⑥ | ⑥⑤⑧ | |
| | | 8 | 7 | 6 | 5 | 4 | 3 | 2 | 1 | 1 | 2 | 3 | 4 | 5 | 6 | 7 | 8 |
| | | 8 | 7 | 6 | 5 | 4 | 3 | 2 | 1 | 1 | 2 | 3 | 4 | 5 | 6 | 7 | 8 |
| PPD | L | | ⑤⑤⑤ | ⑤⑤⑥ | ③③3 | ④4⑤ | ④3⑦ | ⑦④⑦ | ⑧⑤③ | 3 3 ③ | ④⑤⑥ | ④3④ | ④4⑤ | ⑤⑤⑦ | ⑥④⑤ | ④⑤⑤ | |
| | B | | ⑤④⑥ | ⑥④⑥ | ④2③ | ④2④ | ③②⑥ | ⑥③⑥ | ⑦③④ | ④2③ | ③④⑥ | ⑤2⑤ | ⑤2⑤ | ⑤④⑧ | ⑦④⑤ | ④④⑤ | |
| 歯の動揺度 | | | 1 | 1 | 1 | 1 | 1 | 2 | 1 | 0 | 1 | 1 | 1 | 1 | 1 | 0 | |
| 根分岐部病変 | | | | | | | | | | | | | | | | | |

○：BOP（＋）

図３　**初診時の歯周チャート**
BOP スコアは 79%，プラークスコアは 90%であった

式が異なりますが，日本では**図３**のようなものが使用されることがほとんどです．記載順も特に決まりはありませんが，一般的には，まず上顎頬側の計測から行われることが多く，その場合，右側の最遠心の歯の遠心歯面から順に PPD の数値と BOP（○で囲んだ部位）を記録していきます．すなわち 7| から |7 まで現在歯があるとすると，7| 遠心歯面から順に反対側の |7 遠心歯面まで測定します．そこまでいったら，次に |7 遠心歯面から 7| 遠心歯面に向かって舌側歯面の記録に移行します．上顎の測定が終わったら，下顎も同様に測定を行います．その後，歯の動揺度，根分岐部病変の検査を行います．

すべての記載が終わったら，BOP がみられた歯面の割合を計算します．全顎の X 線写真と照らし合わせ，BOP がみられた歯に骨吸収があれば，その歯は歯周炎と診断され治療の対象になるわけです．**図３**に先述の症例の初診時の検査結果を示します．特に大臼歯部と下顎前歯部に骨吸収を認め，79%の歯面に BOP が認められたので，歯科医師により慢性歯周炎と診断されました．

# 歯周治療の進め方

## 初診時の戦略

　検査が終了したならば，歯科医師が治療計画を立案します（図4）．メインテナンスあるいはSPTにどのような形で移行するかの当面のゴールを，患者さんの状況をふまえて決定し，それに向けて治療を進めていきます．

　その段階で骨吸収が根尖を明らかに超えているような歯は抜歯適応と判断します．しかし，保存可能かどうか判断が難しい歯もあります．その場合は，補綴も含めて最終的な歯列や咬合の状況にその歯が影響するかどうかを考え，必要な歯であると判断したときは治療を進め，その反応をみてあらためて保存の可否を判断するようにします．影響がないか，小さい場合には，抜歯を選択することもあります．このように，治療を進める前に綿密に治療計画を立案することが戦略として重要です．

## SRPか？　歯周外科治療か？

　歯周治療の流れのなかで，まず最初に歯周基本治療が行われます．そのメインとなるのはブラッシング指導とSRPということになります．前述のようにBOPをともなうポケットがSRPの対象となります．また，根分岐部病変やくさび状骨欠損は歯周炎の進行のリスクが高い部位であり，それらの部位には歯周外科治療の適応も考えますが，すぐに外科治療を行うのではなく，まずは非外科による治療を試みます．これは，非外科治療は，歯周外科治療と比較して小さい侵襲で行え，結果として治療による歯肉退縮を最小限にすることができるということと，患者さんのコンプライアンスを確立するという意味があります．

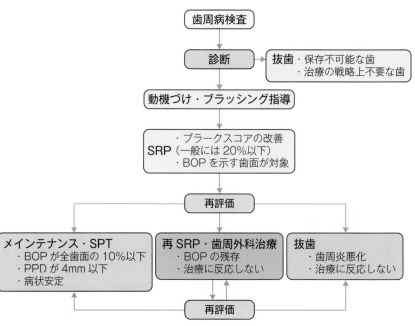

図4　歯周治療の基本的な順序

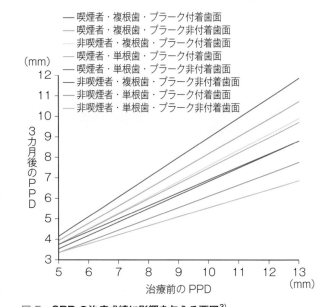

図5　**SRPの治療成績に影響を与える要因**[3]
喫煙，複根歯，プラークの付着はSRPの結果に影響し，さらにこれらが重なると相乗的に悪影響を与える

　また，PPDの深さによるSRPの限界，すなわち「PPDが何mmならば，非外科治療の効果がない」といった一定の限界値はないと考えられています[2]．結果的に十分な反応が得られず，歯周外科治療が必要になる場合も

多々ありますが，まずは前述の理由より，非外科治療から始めることが妥当な戦略です．

### SRP の治療成績を左右する要因

　Tomasi らは，患者単位では喫煙，一歯単位では複根歯，歯面単位ではプラークの付着が SRP の治療効果を低下させ，さらにこれらの要因が組み合わさると相乗的に治療成績を下げることを報告しました[3]（図 5）．したがって，まずは患者さん自身で行われる日々のブラッシングのクオリティーを高めるために，モチベーションおよびブラッシング指導を徹底的に行うことが重要です．また，喫煙者であれば禁煙の支援も行います．そのほかにコントロールの悪い全身疾患も治療効果に影響するので，医科の主治医との対診が必要な場合もあります．

## 再評価時のチャートの推移の読み方，対応方法

　患者さん自身によるプラークコントロールが高水準となり，全顎の歯肉縁下の SRP が終了したならば，3 カ月の治癒期間後に再評価を行います．再評価においても，初診時に行ったものと同様のパラメータに関して検査します．再評価は，「病態の検査」と「最初に行った治療効果の評価」という意味合いがあります．

　もっとも重要な指標は，やはり BOP です．治療前に BOP があった歯面で，治療によりそれが消失していれば，歯周炎が治癒したことを意味します．また PPD に関しては，4 mm 以下になればその後歯周病の進行や再発が少なくなるといえます．しかし，たとえば初診時に PPD が 12 mm あったものが 6 mm になったとすれば，この場合も「治療に対して歯周組織がポジティブに反応をした」ということができます（図 6）．場合によっては，そのまま SPT に移行することも考えられます．逆に PPD が 4 mm だったものが 6 mm になり，かつ BOP を伴う場合は，「治療に反応しなかった」ことを意味するので，再治療の対象になります．最初の段階で，保存の可否が判断できなかった歯でも，この段階である程度治療に対して反応したか，あるいはまったく反応しなかったなどの結果から，抜歯を適用するか判断する場合もあります．

　図 7，8 に，全顎の SRP 終了から 3 カ月後に撮影された口腔内写真および歯周チャートを示します．外観的には，炎症症状が改善されたことがわかります．また炎症消退に伴う組織の収縮により，歯肉退縮が起こっています．初診時のチャートと比較すると，BOP が生じていた歯面が減少し，全体として PPD も浅くなった傾向がみられます．

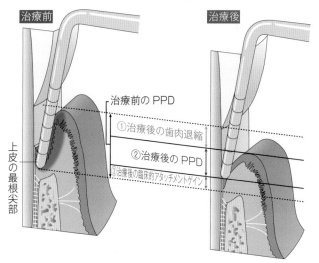

治療前の PPD＝①治療後の歯肉退縮＋②治療後の PPD＋③治療後の臨床的アタッチメントゲイン

**図 6　ポジティブな治療後の変化**
PPD は，歯肉退縮と臨床的アタッチメントゲインの両方が起こることによって改善，減少する

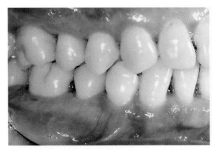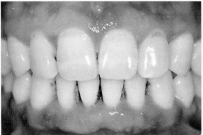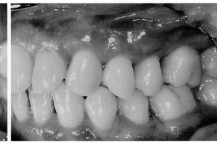

**図7　SRP 後の口腔内写真**

| 根分岐部病変 | | | | | | | | | | | | | | | | | | | | | | | | | | | | |
|---|---|---|---|---|---|---|---|---|---|---|---|---|---|---|---|---|---|---|---|---|---|---|---|---|---|---|---|---|
| 歯の動揺度 | | | 0 | | 0 | | 1 | | 0 | | 0 | | 0 | | 0 | | 0 | | 0 | | 0 | | 0 | | 1 | | 0 | | 0 |
| PPD B | | 4 2 2 | 3 2 3 | 2 2 2 | 3 2 3 | 2 2 2 | 2 1 2 | 2 1 ③ | 3 2 ② | 2 2 ② | 3 2 3 | 3 2 4 | ④2 ④ | 4 3 3 | 4 3 ⑤ |
| PPD P | | ⑤4 3 | ④④④ | 3 3 3 | 3 3 ④ | 3 3 3 | 3 3 3 | 3 3 3 | 2 3 3 | 3 3 3 | 3 3 4 | ④3 ⑤ | ④3 4 | ④④④ | 4 ⑤ |
| | 8 | 7 | 6 | 5 | 4 | 3 | 2 | 1 | 1 | 2 | 3 | 4 | 5 | 6 | 7 | 8 |
| | 8 | 7 | 6 | 5 | 4 | 3 | 2 | 1 | 1 | 2 | 3 | 4 | 5 | 6 | 7 | 8 |
| PPD L | | ④④4 | 4 ④⑤ | 3 2 3 | 3 3 ④ | 3 3 4 | 4 3 4 | ④3 3 | 3 3 2 | 3 3 ④ | 3 3 3 | 3 ④④ | 3 ④3 | 3 3 ④ | 3 4 4 ④ |
| PPD B | | 4 2 4 | 4 2 4 | 2 2 3 | 3 2 3 | 2 2 3 | 1 3 3 | 2 3 2 | 3 2 3 | 2 2 3 | 2 3 2 | 3 2 ④ | 3 2 4 | 3 4 3 | 3 3 ④ |
| 歯の動揺度 | | | 1 | | 1 | | 0 | | 0 | | 1 | | 1 | | 0 | | 0 | | 1 | | 0 | | 0 | | 1 |
| 根分岐部病変 | | | | | | | | | | | | | | | | | | | | | | | | | | | | |

○：BOP（＋）

**図8　SRP 後の歯周チャート**
BOP スコアは 19％，プラークスコアは 15％に改善した

# 予後の考え方

## 治療後の評価・対応

　治療後の BOP を伴う，5 mm 以上の PPD の残存は，これらがない場合と比較して歯周炎が今後進行する確率が高いこと意味します[4,5]．したがって，これらの部位には，再 SRP，歯周外科治療などによる再治療を行うか，場合によっては抜歯を行う場合もあります．また前述したように，治療にある程度反応した結果，PPD が 5 mm 以上残存し SPT に移行した場合には，それらの部位には繰り返し歯肉縁下のデブライドメントを行います．この場合は，すでに動的治療でほとんどの歯石は取れているはずなので，必要以上に根面の歯質を除去しないように気をつけます．いずれの場合にも，予後を左右するもっとも重要な要因は，患者さん自身によるプラークコントロールの水準です．

## 予後に影響を与えるその他の要因

　歯周病だけではなく，根面齲蝕や歯根破折，歯内病変等も問題になります．根面齲蝕の予防にはブラッシングのほかに，食事指導やフッ化物の使用も有効な手段になります．ほかのリスクについてもリコール時に入念にチェックすることが有効な対応手段となると考えられます．

　また，ときどき保存不可能な歯を無理に残そうとして，後々はまってしまっているようなケースを見かけることがあります．一口腔単位で機能や審美性等を考慮して，計画的に治療を遂行していくことも，良好な予後を得るのに重要です．

**参考文献**

1） 特定非営利活動法人日本歯周病学会編：歯周病の検査・診断・治療計画の指針．医歯薬出版，2009．
2） Badersten A, Nilveus R, Egelberg J：Effect of nonsurgical periodontal therapy. II. Severely advanced periodontitis. *J Clin Periodontol*, 11（1）：63-76, 1984.
3） Tomasi C, Leyland AH, Wennström JL：Factors influencing the outcome of non-surgical periodontal treatment：a multi-level approach. *J Clin Periodontol*, 34（8）：682-690, 2007.
4） Lang NP, Joss A, Orsanic T, et al.：Bleeding on probing. A predictor for the progression of periodontal disease?. *J Clin Periodontol*, 13（6）：590-596, 1986.
5） Matuliene G, Pjetursson BE, Salvi GE, et al.： Influence of residual pockets on progression of periodontitis and tooth loss：results after 11 years of maintenance. *J Clin Periodontol*, 35（8）：685-695, 2008.

# Chapter 4

# ハンドスケーラーとパワー（超音波・エア）スケーラーを使い分けるための基本知識

　スケーリング・ルートプレーニング (SRP) は，歯周治療のなかでもプラークコントロールとともにきわめて重要な処置です．歯周基本治療としてだけではなく，その後の歯周治療を通じ，必要に応じて適時に行います．SRP は，通常ハンドスケーラーあるいはパワースケーラー（超音波スケーラーとエアスケーラーの総称）で行われます．実際の臨床では，さまざまな場面に応じてそれぞれの長所を活用して，両者を併用します．本章では，歯科衛生士として知っておかなければならないハンドスケーラーとパワースケーラーの基本知識とそれぞれの利点と欠点を示し，ハンドスケーラーとパワースケーラーの使い分けについて解説します．

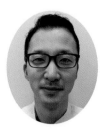

明海大学歯学部
口腔生物再生医工学講座
歯周病学分野 助教
鈴木允文（歯科医師）

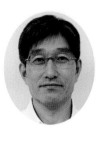

東京医科歯科大学（TMDU）大学院
医歯学総合研究科
歯科医療行動科学分野 准教授
新田　浩（歯科医師）

# ①ハンドスケーラーとパワー（超音波・エア）スケーラーの種類と特徴

## ハンドスケーラーの種類と特徴

```
┌ シックル型スケーラー
│
└ キュレット型スケーラー ┌ ユニバーサル型キュレット
                      │
                      └ グレーシー型キュレット ┌ 通常型（スタンダード）
                                          │
                                          └ 改良型（リジッド，アフターファイブ，ミニファイブ等）
```

図1　ハンドスケーラーの種類

　ハンドスケーラーにはキュレット（鋭匙）型，シックル（鎌）型，ファイル（ヤスリ）型，チゼル（ノミ）型，ホウ（鍬）型の5種類があります．現在，臨床の場でおもに使われているのはシックル型スケーラーとキュレット型スケーラーです（図1）.

　シックル型スケーラーは，ブレードの先端を頂点とした三角形の形態をしている両刃のスケーラーで，おもに歯肉縁上歯石の除去に用いられます（図2）.硬い歯石

にも負けないよう強固に作られていますが，その形態から歯肉縁下に用いると軟組織を破壊してしまうので注意しましょう．

　キュレット型スケーラー（図3）は，さらにグレーシー型キュレットとユニバーサル型キュレットに分類されます（図4）.ユニバーサル型キュレットの，ブレードのフェイスと第1シャンクの角度は90°であり，両側に刃がついています．術者のポジション，レスト，手の向きを

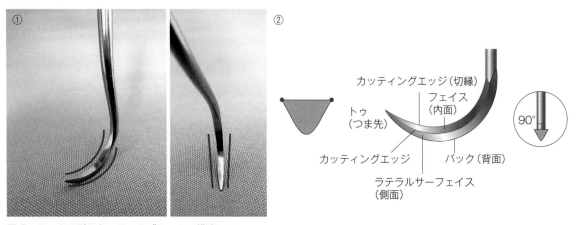

図2　シックル型スケーラーのブレードの構造
①側面観および上面観，②ブレードの構造と名称（赤いラインはカッティングエッジを示す）

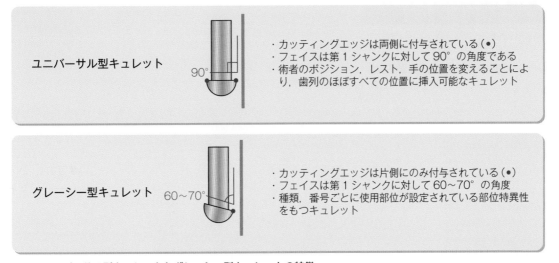

**キュレット型スケーラーの構造**
①ブレード（刃部）
②シャンク（頸部）
③ハンドル
④第1シャンク
⑤第2シャンク
⑥種類および番号

図3　キュレット型スケーラーの構造

**ユニバーサル型キュレット**　90°
・カッティングエッジは両側に付与されている（●）
・フェイスは第1シャンクに対して90°の角度である
・術者のポジション，レスト，手の位置を変えることにより，歯列のほぼすべての位置に挿入可能なキュレット

**グレーシー型キュレット**　60〜70°
・カッティングエッジは片側にのみ付与されている（●）
・フェイスは第1シャンクに対して60〜70°の角度
・種類，番号ごとに使用部位が設定されている部位特異性をもつキュレット

図4　ユニバーサル型キュレットとグレーシー型キュレットの特徴

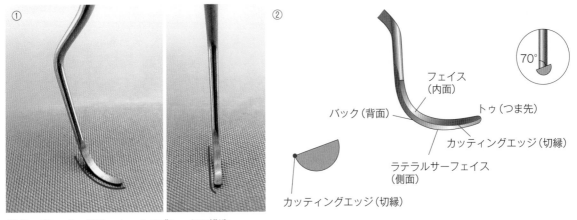

①

②

フェイス
（内面）

バック（背面）

トゥ（つま先）

70°

カッティングエッジ（切縁）

ラテラルサーフェイス
（側面）

カッティングエッジ（切縁）

図5　グレーシー型キュレットのブレードの構造
①側面観および上面観，②ブレードの構造と名称（赤いラインはカッティングエッジを示す）

変えることにより，歯列のほぼすべての部位に挿入可能であり，両頭なら1本，片頭なら2本あれば全歯面へのアプローチができるように設計されています．

一方，グレーシー型キュレットのブレードのフェイスと第1シャンクの角度は60〜70°で，刃は片方にのみついています（図5）．また歯種ごと，歯面ごとの解

(写真は奇数番号のみ)

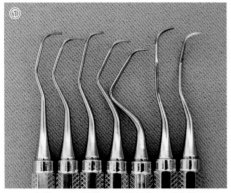
①

グレーシー型キュレットの番号と適応部位

| 1/2 および 3/4： | 前歯用 |
| 5/6： | 前歯と小臼歯用 |
| 7/8 および 9/10： | 臼歯頬側および舌側用 |
| 11/12： | 臼歯部近心面用 |
| 13/14： | 臼歯部遠心面用 |

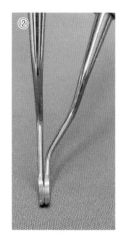
②

1/2　　5/6　　9/10　　13/14
　3/4　　7/8　　11/12

**図6　グレーシー型キュレットの番号と適応部位**
① グレーシー型キュレット 7 種類の基本セット（奇数番号，側面観）
② グレーシー型キュレット 8 と 12 の比較（上面観）
番号によらずブレードから第 1 シャンクまでの構造は奇数，偶数でそれぞれ同じ関係にある．一方，第 1 シャンクから第 2 シャンクへの移行部位とその角度は番号ごとに異なり，これにより部位特異性が決定している

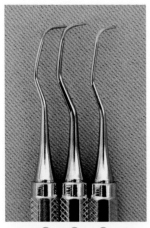

**①グレーシー型キュレット（スタンダード）**

**②グレーシー型キュレット（リジッドタイプ）**
通常のグレーシー型キュレットと比べ，シャンクが太く柔軟性がないため，多量に付着した歯石に適している

**③グレーシー型キュレット（オオタタイプ）**
ブレードの長さが通常のグレーシー型キュレットの 2/3 であり，歯周ポケットへの挿入がしやすく，日本人の小さな歯に適応した構造になっている

①　②　③

**図7　改良型グレーシー型キュレットの種類と特徴①**

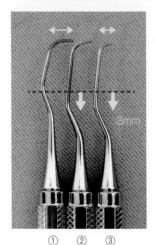

3mm

**①グレーシー型キュレット（スタンダード）**

**②アフターファイブ**
通常のグレーシー型キュレットよりも第 1 シャンクを 3mm 長くすることで，深い歯周ポケットへの到達性を高めた構造になっている

**③ミニファイブ**
アフターファイブのブレード部を半分に短縮したことで，深くて狭い歯周ポケットへの到達性を高めた構造になっている

①　②　③　　**図8　改良型グレーシー型キュレットの種類と特徴②**

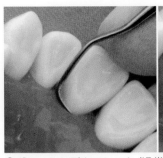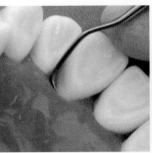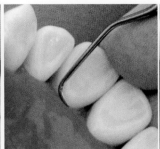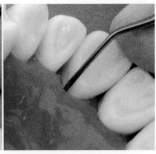

①グレーシー型キュレット（通常型）　　　②ミニファイブ

図9　改良型グレーシー型キュレット（ミニファイブ）使用の比較
ミニファイブは，ブレード幅がグレーシー型キュレットの半分の幅なので，狭い歯周ポケット内への挿入が可能であり，また第1シャンクが3mm長いため，より深い位置までブレード先端を進めることができる

剖学的形態を考慮し，設計されているため，部位特異性をもつキュレット型スケーラーともいわれています（図6）.
　改良型のグレーシー型キュレットとしては，強固な歯石の除去を目的としたリジッドタイプ，日本人の解剖学的形態に適応させることを目的としたオオタタイプなどがあります（図7）. ここでは，ポケットの深さや幅に着目して作成されたアフターファイブとミニファイブを紹介します（図8）. アフターファイブは通常のグレー

シー型キュレットよりも第1シャンクが3mm長く設計され，通常よりも深いポケットへのアクセスが可能になっています. 一方，ミニファイブはそこからさらにブレードの長さが通常の半分になったもので，深くて幅の狭いポケットへのアクセスが向上しています（図9）. 現在では，このように使用目的に合わせることの可能なグレーシー型キュレットのほうが好まれて使用されているようです.

## パワースケーラーの種類と特徴

　パワースケーラーには，超音波スケーラー（ピエゾ式，マグネット式）とエアスケーラーがあります（図10）. 超音波スケーラーは発振装置からの振動エネルギーをチップに伝達することにより，毎秒20,000〜45,000

回（20,000〜45,000Hz）の微細振動を起こします. チップの振幅は，数十から百μm程度で，これによりプラーク・歯石を粉砕します. ピエゾ式は直線，マグネット式は楕円形の動きで振動するといわれてきましたが[2)]

図10　パワースケーラーの種類

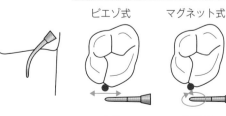

図11　パワースケーラーのチップの動き

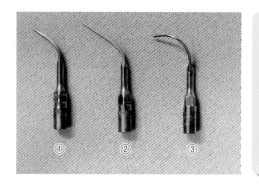

①ユニバーサルチップ
　歯肉縁上から歯肉縁下 4mm 程度
までの歯周ポケットのある根面

②デブライドメント用チップ
　深く狭い歯周ポケットのある根面

③根分岐部用チップ
　根分岐部に歯周ポケットのある根面

図12　チップの種類と適応部位

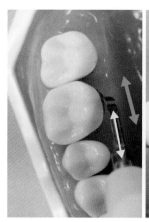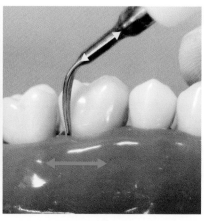

図13　チップ先端の動き方と歯面との関係
超音波スケーラーでは，矢印（黄色）の方向にチップ先端が振動するため，その方向をイメージしながら歯面および歯根面になるべく平行（20°以下）になるように当てる．一カ所に当てつづけることはせずにフェザータッチでハンドピースを前後（青色）に操作する

（図 11），最近ではその振動は出力方式（ピエゾ式，マグネット式）によらず，チップの形状や使用するパワーに依存し，またチップ先端が楕円形の動きであっても歯根面に沿わせた際には直線的な動きに変化することも観察されています[3]．一方，エアスケーラーはその名のとおり，エアタービンの回路にエアスケーラー用のハンドピースを装着して，その空気圧を利用してチップを振動させるもので，毎秒 6,000 〜 9,000 回（6,000 〜 9,000Hz）の振動を起こします．チップ先端は超音波スケーラーに比べてより円形で振動するとされるため，どの角度で当ててもプラーク・歯石を除去することができるという利点があります（図 11）．
　超音波スケーラーはエアスケーラーよりもチップの種類が豊富で，目的に応じたチップを選択することにより，効率よくプラーク・歯石の除去が可能になります（図 12）．チップ先端を歯面または歯根面に対し 20°以下

の角度で当て，チップの振動方向とハンドピースの移動方向を揃え，一カ所に留めることなく前後にゆっくり動かしながら使用します（図 13）．また歯根面の不必要な削除を避けるためにも，チップはフェザータッチで当てつづけましょう．

ハンドスケーラーとパワースケーラーの効率のよい使い分けは，それぞれの長所を理解することがポイントです

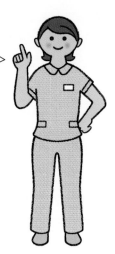

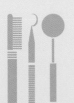

# ②スケーラーの使い分けのポイント
## ～エビデンスに基づいて比較してみよう～

## 使い分けに役立つ10のポイント

ハンドスケーラーとパワースケーラーを，以下の10のポイントから比較してみましょう．

### 1. プラーク・歯石除去効果について

Oosterwaalらは，歯周ポケット6～9mmの歯に対し，両スケーラーによるプラーク・歯石内の細菌の除去効果を比較した研究を行い，術後の細菌叢，細菌の総数の減少は同等であると報告しています[4]．また，抜去歯を用いた実験でも歯石除去効果は同等であるとする報告が多く，プラーク・歯石の除去効果はハンドスケーラーとパワースケーラーで違いはないものと考えられます．

### 2. 歯根面の削除について

SRPでは，歯根面のプラーク・歯石を除去することも目的としていますが，同時に歯根面そのものも削除されることが避けられません．歯周治療では基本的に治療後のメインテナンスが必要ですので，その削除量は治療からメインテナンスをとおして生涯にわたり蓄積されていきます．しかしながら，ハンドスケーラー，パワースケーラーそれぞれの器具による削除量の大小については，いまだ統一した見解は得られていません．

SRPに伴う歯根面の削除量は，ハンドスケーラーでは①ブレードの研磨状態，②歯根面とカッティングエッジの角度，③側方圧，④ストローク数，パワースケーラーでは①チップの種類，②歯根面へのチップ先端の角度，③側方圧，④出力パワー，⑤操作時間に依存して決まると考えられます（図1）．

また操作法をみてみると，ハンドスケーラーはブレードの先端1/3を歯根面に沿わせて，一方向へ動かすことでプラーク・歯石を除去するため，面で除去されます．そのため，硬い歯石でも一塊で除去することでは有利です．一方，パワースケーラーはチップ先端を使用するため，歯根面との接触は点接触に近い状態になります．プラーク・歯石を除去する際にはチップ先端をポケット最深部に挿入したのち，水平的なスウィーピングストロークを歯軸方向に繰り返し行うことが必要です（図2）．

このように両スケーラーでは操作法が異なるうえに，さらに複数の要素により歯根面の削除量が決まるため，器具ごとの削除量を比較することが難しくなります．削除量が多くなると術後の知覚過敏症状や根面齲蝕の原因になってしまいますので，治療の目的を考えて器具を選択し，使用するようにしましょう．

| ハンドスケーラー | | パワースケーラー |
|---|---|---|
| ①ブレードの研磨状態<br>②歯根面とカッティングエッジの角度<br>③側方圧<br>④ストローク数 | 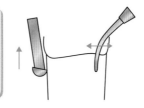 | ①チップの種類<br>②歯根面へのチップ先端の角度<br>③側方圧<br>④出力パワー<br>⑤操作時間 |

図1　ハンドスケーラーとパワースケーラーの根面削除量を決める要素

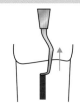
ハンドスケーラー

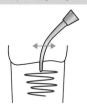
パワースケーラー

・先端 1/3 を歯根面に当てる
・一方向へ動かす
・1 回の操作で広い面が削除される

・チップ先端を歯根面に当てる
・ポケット底部をスタートとして水平的な蛇行ストロークを歯軸方向に行う
・一回の操作では線状に削除されるため，繰り返し行う必要がある

図2　ハンドスケーラーとパワースケーラーの操作方法と歯根面削除パターン

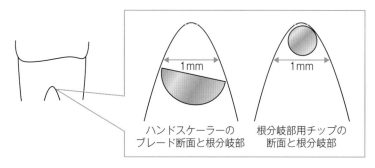

ハンドスケーラーのブレード断面と根分岐部

根分岐部用チップの断面と根分岐部

図3　ハンドスケーラーと根分岐部用チップの根分岐部への到達度の比較

## 3. SRP 後の歯根面の滑沢度について

　粗糙な歯根面に細菌性プラークが再付着しやすいとの報告から，SRP 後の歯根面は滑沢であることが求められています[5]．これまで術後の歯根面の滑沢度は，ルートプレーニングを行うことができるハンドスケーラーのほうが高いとされてきましたが，近年の報告では超音波スケーラーであっても，適切な操作法で行えば同等の滑沢度の歯根面を作ることが可能とされてきています[6]．ただし使用時のパワー，チップの形状によっては，歯根面を大幅に削除してしまうので注意が必要です．

## 4. 臨床的効果について

　Badersten らによる超音波スケーラーとハンドスケーラーによる非外科治療後，初診時と 2 年後のプロービングポケットデプス，臨床的アタッチメントレベル，歯肉退縮量などを比較した研究では，残存したプロービングポケットデプスは，両群において差は認められませんでした[7]．また多くの他の研究でも同様の結果が示されていることから，術後の歯周ポケットの減少量，プロービング時の出血などの臨床的効果は超音波スケーラーとハンドスケーラーで同等であると考えられます．

## 5. 器具の到達性について

　器具の到達性については，進行した根分岐部病変では超音波スケーラーのほうが明らかに有効であることがわかっています．Oda らの研究において，根分岐部用チップはユニバーサルチップやハンドスケーラーに比べ，根分岐部の根面への到達性が優れています[8]．
　その理由は，根分岐部の入り口は通常 1 mm 以下であり，ユニバーサルチップやハンドスケーラーのブレードの幅はそれ以上であるために到達性が低くなるからです（図3）．また，処置時にはブレードを動かさなくてはならないので，ストローク幅に制限がある根分岐部内

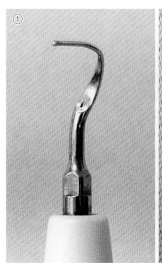
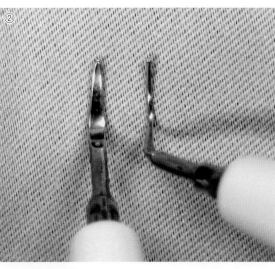
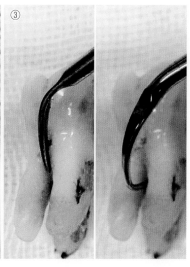

**図4　根分岐部用チップの形態および到達度の比較**
①根分岐部用チップの構造，②ユニバーサルチップ（左）と根分岐部用チップ（右）の先端形態の比較，③ユニバーサルチップ（左）と根分岐部用チップ（右）の根分岐部への到達度の比較．根分岐部用チップはユニバーサルチップと比較して，先端が細く，彎曲しているため根分岐部の入り口から内側に挿入することが可能である

ではハンドスケーラーは不利といえます．その一方，超音波スケーラーでは，直径が1mm以下の根分岐部用チップを使用でき，またチップは目的の歯根面に当てるだけでほとんど動かす必要がないことから，根分岐部における到達性がハンドスケーラーよりも優れた結果となります（図4）．

同じように考えると，開口量の少ない患者さんや最後臼歯の遠心面などといった器具操作の難しい部位では，パワースケーラーの到達性が高いことが理解できると思います．

 ## 6. 治療効率について

ハンドスケーラーと超音波スケーラーをメインテナンスの患者さんに使用したCopulosらの研究では，臨床的パラメータや細菌学的観察には違いが認められませんでしたが，治療時間には差がみられました[9]．結果は，ハンドスケーラーでは1歯あたり5.9分かかったのに対し，超音波スケーラーでは3.9分と，2分程度の時間の短縮がみられました．このように，超音波スケーラーのSRPに要する時間がハンドスケーラーより短いことが，多くの研究から示されています．また，フェザータッ

チで処置を行う超音波スケーラーは，比較的強い側方圧を必要とするハンドスケーラーと比べて，術者の疲労が少ないことも報告されています．

## 7. 薬剤による殺菌効果について

近年，超音波スケーラーの冷却に，水の代わりにクロルヘキシジンあるいはポビドンヨードなどを使用し，その薬剤の効果を応用しようとする試みがなされています．しかし，全身疾患をもたない歯周病患者を対象にした多くの研究では，冷却水中の薬剤の付加的効果は明らかにされていません．一方，Grossiらは，0.05％ポビドンヨードと0.12％クロルヘキシジンによる超音波スケーラーの使用が，重度歯周炎を有する糖尿病患者に効果があることを報告しており[10]，今後，効果的な薬剤の開発，選択が期待されます．

## 8. 器具の管理について

使用時の安全性に関しては，ハンドスケーラーでは頻回にシャープニングを行うためブレード幅が細くなり，SRP時に無理な力がかかるとブレードの破折が起こる危険があります（図5）．破折したブレードは誤飲・誤嚥

A. 側面観　　　　B. 上面観

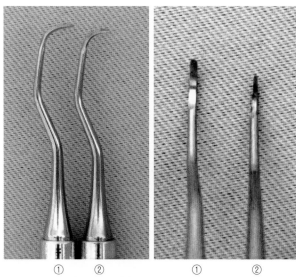

① ② ① ②

図5　ハンドスケーラーの破折
①グレーシー型キュレット（未使用）
②グレーシー型キュレット（廃棄処分）
②は不適切なシャープニングが繰り返された結果である．ブレードの長さは約半分（A）に，先端の形態も細い凸形態（B）になっており，使用時に破折の危険がある．破折してしまった場合は，歯肉溝内に迷入してしまう可能性もあるため，使用前後にブレードの形態を確認し，破折の危険を感じたら必ず廃棄する

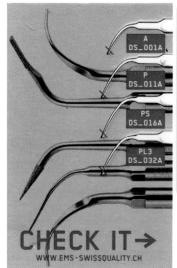

チップ先端が摩耗すると……

・目的の振動が得られず，作業効率が低下する
・振動が不安定となり，患者さん，術者ともに不快感が増加する

チップガイドにチップを当てて，赤いラインよりも短い場合はチップを廃棄，交換する必要がある

図6　超音波スケーラーチップの摩耗確認用のチップガイド

の原因ともなりますので，特に使用前・使用時にブレードの形態をよく確認することと，変形したブレードを作らないためにも正しいシャープニング法を身につけることが大切です．

　一方，パワースケーラーのチップはシャープニングの必要はありませんが，先端が摩耗して短くなるとチップの振動が変化することによる作業効率の低下や，患者さん，術者の不快感が増加しますので，規定の長さよりも短くなったチップは定期的に廃棄，交換する必要があります（図6）．

## 9. 使用時の注意について

　全身疾患に関する安全性として，心臓ペースメーカー使用者には超音波スケーラーは使用禁忌とされています．超音波スケーラー（特にマグネット型）は，磁場を発生させることにより起こる振動を利用しているため，

心臓ペースメーカー誤作動の原因となる可能性があるからです．パワースケーラーを使用する場合は，エアスケーラーを選択するようにしましょう．

　患者さんだけでなく，術者自身，介助者の安全性にも配慮しなくてはいけません．パワースケーラーでは振動により発生する熱を冷却水により冷やしているため，術中に飛散物，エアロゾルが発生します．そのため術者，介助者への感染の可能性があります．感染症患者の処置ではハンドスケーラーを優先的に用いるほうが安全です．どうしてもパワースケーラーの使用が必要な際は，必ず口腔外バキュームを併用し，飛散による感染防御に配慮することも大切です（図7）．

## 10. 技術的な難易度について

　超音波スケーラーはハンドスケーラーより簡単でしょうか？　上達までの時間は超音波スケーラーのほうが，ハンドスケーラーに比べて短いと思いがちですが，これまで紹介してきた超音波スケーラーとハンドスケーラーを比較した研究では，同じ術者が両者を使用した場合には差がないことを示しています．これは同じ術者であれば，どちらを使用しても同じ結果が得られるということを意味しています．言い換えれば，ハンドスケーラーが

図7　パワースケーラー使用時の感染防御対策
①誤っている例（排唾管のみ）、②正しい例（シールド、口腔外バキュームを併用）
パワースケーラーは、使用により発生する熱を冷却水で冷やしているため、術中にエアロゾルが飛散する。感染症患者さんだけでなく、日常的にもシールド・防護メガネや口腔外バキュームの使用を心がけることが大切である

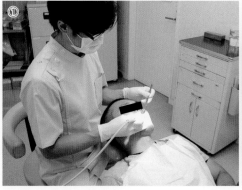
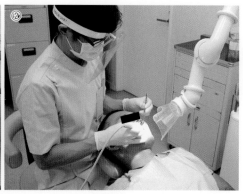

表1　ハンドスケーラーとパワースケーラーの比較

| | ハンドスケーラー | 優位性 | パワースケーラー |
|---|---|---|---|
| プラーク・歯石除去効果 | ○ | ＝ | ○ |
| 探知能力 | ○ | ＞ | △ |
| 歯根面削除量 | | ？ | |
| 臨床的効果（PPD, BOP） | ○ | ＝ | ○ |
| 根分岐部への到達性 | △ | ＜ | ○ |
| 最後方臼歯遠心面への到達性 | △ | ＜ | ○ |
| 狭く深い歯周ポケット | ミニスケーラー | | プローブ型チップ |
| 薬剤の応用 | × | ＜ | ○ |
| 治療時間 | 長い | ＜ | 短い |
| 疲労度 | 高い | ＜ | 低い |
| 難易度 | | ＝ | |

表2　ハンドスケーラーとパワースケーラーの利点

**ハンドスケーラーの利点**
・手指の感覚による歯肉縁下歯石の探知能力が高い

**パワースケーラーの利点**
・効率と疲労度
・根分岐部と狭く深い歯周ポケットのある歯肉縁下への到達性が高い

下手な人は超音波スケーラーも下手ということです。決して、超音波スケーラーには技術がいらないわけではありません。ハンドスケーラーと同じように、日々の技術の精進が必要です。

# まとめ～考えて器具を選択しよう！～

　パワースケーラーがハンドスケーラーよりも優れている点は、効率と疲労度、根分岐部と狭く深い歯周ポケットのある歯肉縁下への到達性といえます。一方、ハンドスケーラーは手指の感覚がパワースケーラーに比べ優れています。臨床現場ではこれら両者の長所を活用して、有効に使い分けることが必要です（表1, 2）。

　歯周基本治療では強固な歯石が歯根面に付着しているため、効率的に除去する器具が必要になります。一方、メインテナンス期では基本的に強固な歯石は付着しておらず、歯肉縁下プラークの除去が目的になります。歯根の実質欠損を最小限にし、かつ細菌性バイオフィルムを効率的に除去する器具が必要となります。ソフトなチップによる弱いパワーでの根面デブライドメントを行い、ミニマルインターベンションを心がけるようにしましょう（図8）。

　治療部位だけでなく治療のステージも考えながら器具を選択していくことが、歯周治療において最小限の侵襲で最大限の治療効果を得るカギとなるでしょう。

## 1. ユニバーサルチップを装着した超音波スケーラー

まず、効率、疲労度の点で優れているユニバーサルタイプのチップを装着した超音波スケーラーで、歯肉縁上歯石の除去と歯肉縁下4mm程度の歯石の除去を行う

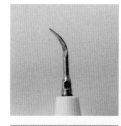
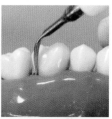

## 2. ハンドスケーラー

次に、手指の感覚の優れているハンドスケーラーを使用し、ざらつきがなくなるまでデブライドメントを行う。狭く深い歯周ポケットや歯間部には、アフターファイブやミニファイブを応用する

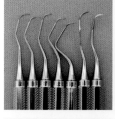
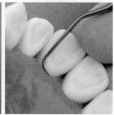

## 3. デブライドメント用チップを装着した超音波スケーラー

続いて、手指の感覚ではわかりにくい小さな歯石、深い部位の歯石に対し、デブライドメント用チップを装着した超音波スケーラーによるデブライドメントを行う。小さいパワーで、側方圧をかけすぎないように、根面をまんべんなくデブライドメントするように、フェザータッチで操作する

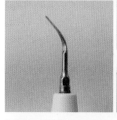
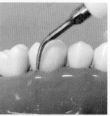

## 4. 根分岐部用チップを装着した超音波スケーラー

最後に到達性の優れている根分岐部用チップを装着した超音波スケーラーによる根分岐部のデブライドメントを行う。根分岐部用のチップは分岐部の凹面に当て、根分岐部内の根面に沿わせるようにゆっくり動かす。
根分岐部用のチップは左右2方向のチップがあるので、根分岐部病変の形態により使い分ける

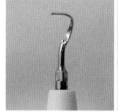
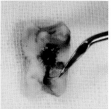

**図8 スケーラーの特性を活かした治療の流れの一例**

### 参考文献

1) Tunkel J, Heinecke A, Flemmig TF：A systematic review of efficacy of machine-driven and manual subgingival debridement in the treatment of chronic periodontitis. *J Clin Periodontol*, **29**（Suppl3）：72-81；discussion 90-91, 2002.

2) Arabaci T, Cicek Y, Canakci CF：Sonic and ultrasonic scalers in periodontal treatment：a review. *Int J Dent Hyg*, **5**（1）：2-12, 2007

3) Lea SC, Felver B, Landini G, et al.：Three-dimensional analyses of ultrasonic scaler oscillations. *J Clin Periodontol*, **36**（1）：44-50, 2009.

4) Oosterwaal PJ, Matee MI, Mikx FH, et al.：The effect of subgingival debridement with hand and ultrasonic instruments on the subgingival microflora. *J Clin Periodontol*, **14**（9）：528-533, 1987.

5) Claffey N, Polyzois I, Ziaka P：An overview of nonsurgical and surgical therapy. *Periodontal 2000*, **36**：35-44, 2004.

6) Silva D, Martins O, Matos S, et al.：Histological and profilometric evaluation of the root surface after instrumentation with a new piezoelectric device-ex vivo study. *Int J Dent Hyg*, doi：10. 1111／idh. 12091, 2014.

7) Badersten A, Nilveus R, Egelberg J：Effect of nonsurgical periodontal therapy. Ⅱ. Severely advanced periodontitis. *J Clin Periodontol*, **11**（1）：63-76, 1984.

8) Oda S, Ishikawa I：In vitro effectiveness of a newly-designed ultrasonic scaler tip for furcation areas. *J Periodontol*, **60**（11）：634-639, 1989.

9) Copulos TA, Low SB, Walker CB, et al.：Comparative analysis between a modified ultrasonic tip and hand instruments on clinical parameters of periodontal disease. *J Periodontol*, **64**（8）：694-700, 1993.

10) Grossi SG, Skrepcinski FB, DeCaro T, et al.：Response to periodontal therapy in diabetics and smokers. *J Periodontol*, **67**（10 Suppl）：1094-1102, 1996.

# Chapter 5

# プロービングと
# エキスプローリング

歯周基本治療で効果を出すためには，まずは現在の状態を正しく検査し，病状を把握することが必要です．プロービング・エキスプローリングは，正確で規格性のある検査を行うために欠かすことのできない基本的なテクニックです．また，歯周基本治療の再評価時やメインテナンス時等，経年比較をするのにも必須です．加えて，検査のために収集した基礎資料をもとに実像をイメージをすることができれば，歯周基本治療がより確実に行えるようになるでしょう．

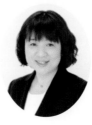

大阪市北区・南歯科医院
貴島佐和子（歯科衛生士）

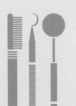

# ① プロービング

## プローブ

プローブは，歯周病検査に使う重要な器具です．プローブを使うことが，歯周ポケットの深さを測定する唯一の方法だからです．目視だけでは，表面的な歯肉の変化は発見できますが，歯周病による組織の破壊はみつけることはできません．歯周ポケットの深さ，出血の有無，歯周ポケットの形態，組織の特性を検査するため，日常的に使用するようにしましょう（表1）．

表1　プロービングでわかること

・歯周ポケットの深さ（PPD）
・歯周ポケットからの出血の有無（BOP）
・軟組織の病変の大きさ
・根分岐部病変の進行度合い
・付着歯肉の幅
・臨床的アタッチメントレベル（CAL）

## プロービングの基本操作

以下のポイントに注意して，行いましょう．

■ 1 レスト（固定）をとる（図1）
できる限り隣在歯にレストをとるほうが安定しますが，力のいらない操作のため，対合歯固定，顎外固定でも問題ありません．必ずどこかにレストを置きましょう．

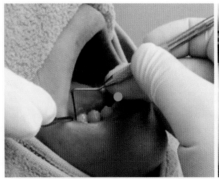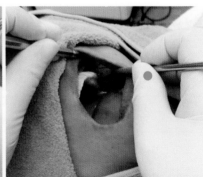

図1　隣在歯固定による⑤へのプロービング（左）と顎外固定による⑥へのプロービング（右）

■ 2 歯軸と平行に挿入（図2, 3）

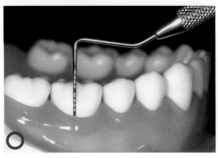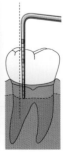

図2　歯軸と平行な正しい挿入

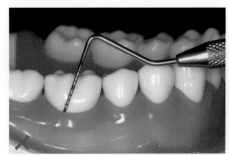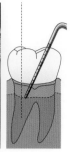

図3　歯軸と平行でない
誤った挿入

■ ③ プローブの先端を根面から
　　離さない（図4, 5）

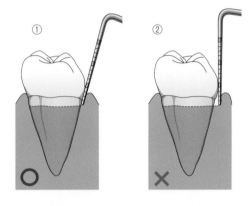

図4　プローブの挿入（隣接面観）
① プローブの先端が根面に沿っている
② プローブの先端が根面から離れている

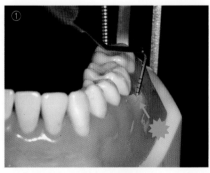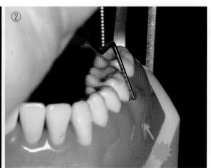

図5　誤ったプローブの挿入
①歯肉辺縁を広げすぎて正確でないうえに，患者さんに痛みを与えてしまう．②先端が根面
から離れていて痛みを感じる原因になる

■ ④ 一定の力で行う（20g前後）
　　（図6）
　　プローブの先端がどこまで入っ
ているかを考えながら行うと，プ
ロービング圧をコントロールでき
るようになります．

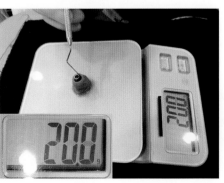

図6　プロービング圧の練習
つねに一定の圧でプロービングができる
ように，はかりを使って練習をしましょう
（浜松市・石川歯科　鷲野　崇先生のご
厚意による）

■ 5 ウォーキングプロービング
（図7, 8）

　急に深くなっている部位を見逃さないために，ポケット内からプローブを出さないように1〜2mmごとに移動して測定します.

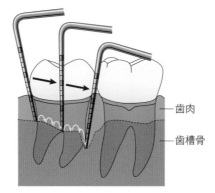

図7　ウォーキングプロービング

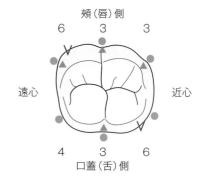

頬（唇）側

6　3　3

遠心　　　　　近心

4　3　6

口蓋（舌）側

図8　測定点
4点法（▲）・6点法（●）の測定点にこだわらず，その付近の一番深い数値を記録し，その位置（∨）を記録しておくとよい

■コンタクトポイントに注意（図9）

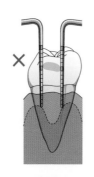
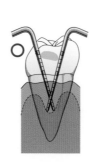

図9　コンタクトポイント直下のプロービング
コンタクトポイント直下では，プローブをすこし斜めに挿入して一番深いところをみつけるようにする. 歯周病になりやすい部位のため注意が必要

# プローブの先端はどこまで入っているか

　プロービングでは，直視できない部分を検査します. 正しい測定を行うためにも，歯周ポケットの中がどのような状態になっているか知っておく必要があります（図10）.

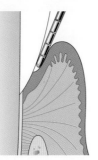
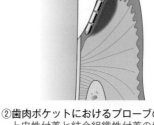
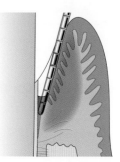

①健康な歯肉溝におけるプローブの位置
接合上皮に接すると，柔らかく張られたゴムバンドのように跳ね返るような弾力がある. プローブの先端は接合上皮に接する. BOPは（−）となる

②歯肉ポケットにおけるプローブの位置
上皮性付着と結合組織性付着の境界線までプローブが入る. アタッチメントロスはないが，BOP（＋）となる

③歯周ポケットにおけるプローブの位置
アタッチメントロスがあり，結合組織性付着までプローブが入り，BOP（＋）となる

図10　歯周組織とプローブの位置

# 誤差を少なくするために

　プロービングの結果はさまざまな要因によって誤差が生じます（表2）．基本操作をしっかり習得し，ハンドルの形・重さ・目盛りなどが異なるたくさんのプローブ（図11〜13）のなかから使いやすいものを選択し，いつも同じ器具で同じ術者が行うとよいでしょう．

表2　プロービングの結果に誤差が生じる要因

1. 基本操作　　　 ┌・プローブの挿入方向
　　　　　　　　　 └・プロービング圧

2. 炎症の程度
3. 歯石の有無，量
4. 不適合補綴物
5. プローブの種類　┌・重さ
　　　　　　　　　 ├・目盛り
　　　　　　　　　 └・先端の細さ

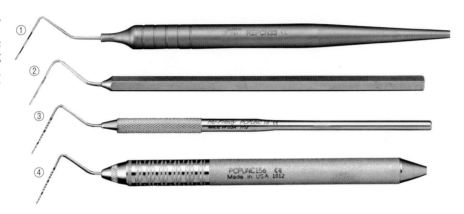

図11　プローブのさまざまなハンドル形態
ハンドルの形態や素材により重さが異なる．手に持ったときに感じるバランスがプロービング圧に影響を及ぼす．先端にかかる圧をコントロールしやすいものを選びましょう
①中空で丸く，太いハンドル（12g）
　（ノーデント/デュラライトプローブ # REPCN33）
②六角形のハンドル（25g）
　（現在販売中止）
③丸くて細いハンドル（16g）
　（ヒューフレディ/Probe UNC # UNC15 H # 30）
④中空で丸くて極太のハンドル（20g）
　（ヒューフレディ/Probe UNC #UNC15 hdl #6）

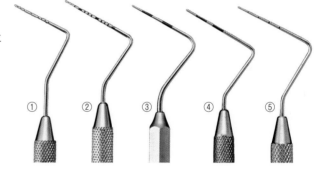

図12　プローブのさまざまな目盛り
1mm 間隔のものは，0.5mm まで測定が可能である．より精密に測定するときに有効
①目盛は「1-1-1-2」間隔（10mm まで計測可）
②目盛は「1-1-1-1」間隔（15mm まで計測可）
　5，10，15mm は黒い帯となっている
③目盛は「3-3-3-3」間隔（12mm まで計測可）
　4〜6mm，10〜12mm は黒い帯となっている
④目盛は「3-3-2-3」間隔（11mm まで計測可）
　4〜6mm，9〜11mm は黒い帯となっている
⑤目盛は「3-3-3-3」間隔（12mm まで計測可）

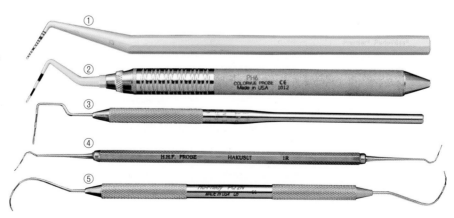

図13　部位によって使い分けるプローブ各種
①プラスチック製プローブ
　（プレミア/ペリオワイズ UCN12）
②プラスチック製プローブ
　（ヒューフレディ/WILLIAMS COLORVUE PROBE KIT）
③臼歯部用プローブ
　（ヒューフレディ/PCPNT 11）
④根分岐部用プローブ
　（白水貿易/エクスプローブ # 1R）
⑤根分岐部用プローブ
　（ヒューフレディ/PROBE PQ2N）

# 根分岐部病変の検査

　根分岐部病変は，歯根の形態がとても複雑な形をしており，直視できないことも多いため，検査が難しくなります（図14〜16）．検査は，解剖学的形態を十分理解し，X線写真を確認したうえで，ファーケーションプローブを用いて行います（図17）．

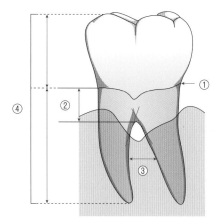

図14　根分岐部の解剖学的形態
①セメント-エナメル境（CEJ）
②ルートトランク
③根離開度
④歯冠歯根比

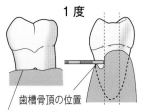
1 度

歯槽骨頂の位置
歯槽骨縁の位置

根分岐部内歯槽骨の吸収程度がプローブを水平方向に挿入した場合，歯冠幅径の1/3を超えないもの

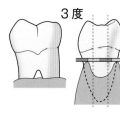
2 度

同左の場合，歯冠幅径の1/3を超えるが貫通しないもの

3 度

同左の場合，貫通するもの

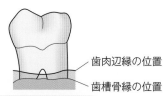

検査した根分岐部病変はチャートに記載する

図15　根分岐部病変の水平的な分類（Lindhe と Nyman の根分岐部病変分類）

1 級
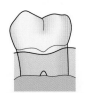

根分岐部に病変があるが，臨床的・X線写真的に異常を認めないもの

2 級

根分岐部の一部に歯槽骨の破壊と吸収が認められるが，歯周プローブを挿入しても根分岐部を貫通しないもの

3 級

根分岐部直下の骨が吸収し，頬舌あるいは近遠心的に歯周プローブが貫通するが，根分岐部は歯肉で覆われているもの

4 級

歯肉辺縁の位置
歯槽骨縁の位置

根分岐部が口腔内に露出しており，歯周プローブが貫通するもの

図16　根分岐部病変の垂直的な分類（Glickman の根分岐部病変分類）

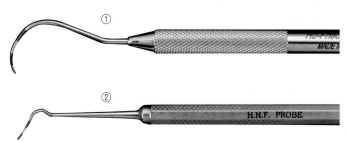
①
②

図17　ファーケーションプローブ（根分岐部用プローブ）
①カラーコードプローブ Q2N ネイバーズ（ヒューフレディ）
作業部が根分岐部に添うよう彎曲していて先端は丸い．目盛りは 3 mm ごとになっている
②エクスプローブ #1R（白水貿易）
①に比べ，先端の作業部が細くて小さい．「根分岐部の開口部が歯肉縁下にある」「ルートトランクが長い」「根の離開度が小さい」など，作業部が狭い場合に使用する

# ファーケーションプローブの操作

　まず，X線写真から歯根の形態・根分岐部の位置を確認します（図18, 19）．レスト（固定，★）はファーケーションプローブを指先で回転させることができるような，無理のない位置にとります（図20-①）．根分岐部の開口部に達したら，レストを動かさずに，その場でファーケーションプローブを回転させて挿入していきます（図20-②〜④）．

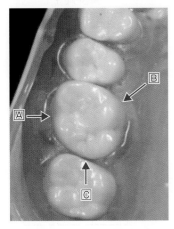
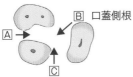

近心頬側根

Ⓐ　Ⓑ 口蓋側根

Ⓒ

遠心頬側根

**図18　上顎大臼歯（⑥）の根分岐部の位置**
「頬側（Ⓐ）」はほぼ中央にある．「近心側（Ⓑ）」は口蓋側寄り，「遠心側（Ⓒ）」はほぼ中央にある

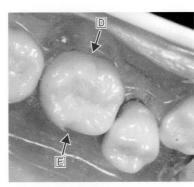

Ⓓ

Ⓔ

遠心根　Ⓓ

Ⓔ　近心根

**図19　下顎大臼歯（⑥）**
「頬側（Ⓓ）」「舌側（Ⓔ）」にあり，どちらもほぼ中央にある

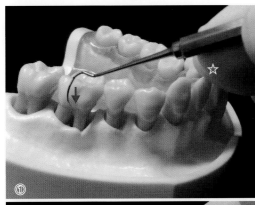

①

②

①根分岐部の開口部を探るため，ファーケーションプローブの先端を歯から離さないよう垂直方向に挿入する
②先端で根分岐部の開口部を探る

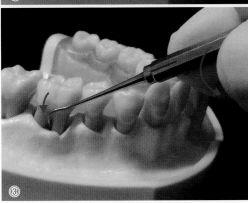

③

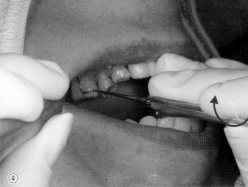

④

③④根分岐部を探知したら，指の中でファーケーションプローブを回転させ，根分岐部の中に挿入していく

**図20　根分岐部へのプロービング**

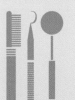

# ② エキスプローリング

## エキスプローリングの重要性

エキスプローラーにより歯面を探査し，その作業側の先端から伝わる振動を触覚として感じとり，歯面の状態を把握することを「エキスプローリング」といいます．歯の解剖学的形態，歯面の質，歯石の量や分布，齲蝕の有無等を探知することができます（表，図1）．エキスプローリングができるようになることは，歯石を除去できるようになるのと同じくらい重要です．プロービングと同様，日常的に行うようにしましょう．

エキスプローリングなくして，十分な検査をしたとはいえません．もしもプロービングだけで SRP を始めてしまうと，歯石の位置や量を把握していないため，取り残していてもわからない，また歯石のない部分に必要以上にインスツルメンテーションを繰り返してしまう可能

表　エキスプローリングでわかること

- ・歯石の有無，分布
- ・歯面の質
- ・歯の解剖学的形態
- ・修復箇所の確認
- ・齲蝕の有無

性があります．その結果，ポケットが改善しないばかりでなく，歯面を削り取ってしまうことで知覚過敏を起こしたり，歯肉を傷つけて大幅に歯肉退縮を起こしてしまったりと，思わしくない結果を招いてしまいます．どんなに熟練していても，プロービングだけで根面の状態を正しく把握することは難しいのです．

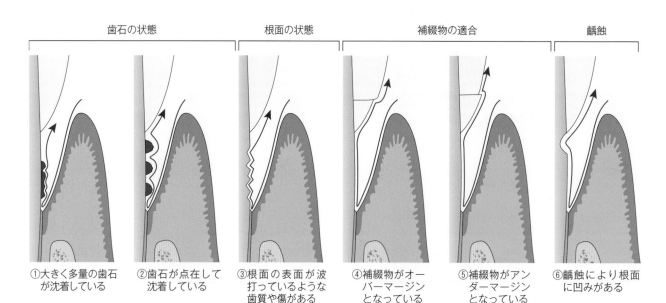

| 歯石の状態 | 根面の状態 | 補綴物の適合 | 齲蝕 |

①大きく多量の歯石が沈着している
②歯石が点在して沈着している
③根面の表面が波打っているような歯質や傷がある
④補綴物がオーバーマージンとなっている
⑤補綴物がアンダーマージンとなっている
⑥齲蝕により根面に凹みがある

図1　エキスプローラーで感じられるさまざまな歯面の状態 (Trott JR, 1961 を元に作成)

## エキスプローリングに使用する器具

通常のエキスプローラーで行うのではなく，エキスプローリング用には先端の細い柔軟性に富んだものが必要です（図2）．臼歯部や深い歯周ポケットには，屈曲していてシャンクが長いものを使用します（図3）

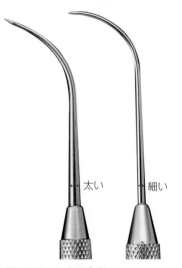

**図2　シャンクの太さ**
①一般的なエキスプローラー（YDM/エキスプローラー片頭/No.25）
②シャンクの細いエキスプローラー（ヒューフレディ/EXS 3A）

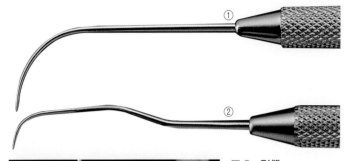

**図3　形態**
①スタンダードな形態で，すべての部位に使用できる（ヒューフレディ/EXS 3A）
②屈曲していてシャンクが長く，より深いポケットの探査に適している．臼歯部や，深い歯周ポケットに使用する（ヒューフレディ/#11/12 ODU）

## エキスプローラーの操作方法

先端の1～2mmの側面を利用し探知します（図4，図5）．先端を歯面から離さないよう注意しながら，垂直，水平，斜め方向にゆっくりストロークします（図6）．

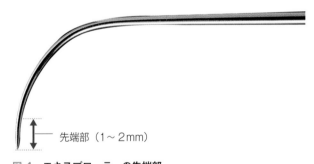

先端部（1～2mm）

**図4　エキスプローラーの先端部**

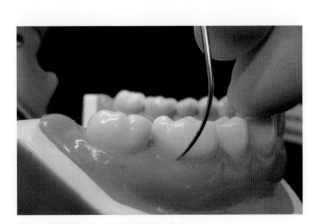

**図5　歯根面に沿って歯肉縁下に入れる**

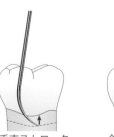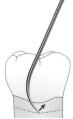

垂直ストローク　　斜めストローク　　水平ストローク

**図6　エキスプローラーのストローク方法**

## エキスプローラーのシャープニング

　先端が鈍になってきたらシャープニングを行います．特に齲蝕の探査をすると，先端が鈍りやすいので注意が必要です（図7）.

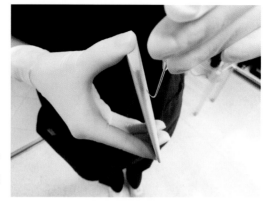

図7　先端が鈍になってきたらシャープニングを行う
特に，齲蝕の探査をすると先端が鈍りやすいので，要注意！

## トレーニング　エキスプローラーをとおして根面の状態を感じとれるようになろう！

### 基本操作の練習（図8）

　歯石の付着した抜去歯を用意します．

- ■ ①執筆状変法でエキスプローラーを把持する
- ■ ②薬指でレストをとる
- ■ ③エキスプローラーの先端を使い，軽い力で上下させる動作をゆっくりと繰り返す

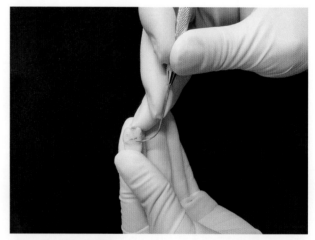

図8　基本操作の練習

### 根面の状態を感じとる練習（図9）

- ■ ①指先で根面の状態を感じることができるようになったら，目を閉じて行う
- ■ ②想像力を働かせ，歯根面の状態をイメージする
- ■ ③目を開けて状態を確認する

　このようにして，自分の指で感じとった感触と目で見た実像が一致するようになるまで，練習を繰り返しましょう.

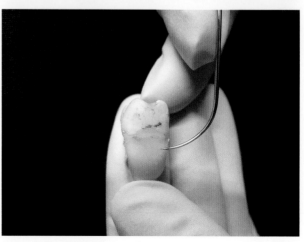

図9　根面の状態を感じとる練習

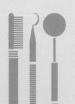

# ③インスツルメントの把持

## 基本の持ち方

　どのインスツルメント（プローブ，エキスプローラー，スケーラー）も基本は同じ「執筆状変法」です（図−①〜④）．プロービング，エキスプローリングの場合は，軽く把持し，力を入れずに操作していきます．

　ハンドスケーラーも持ち方は同じですが，力を必要とする操作のためしっかりと把持します（図−⑤）．

- ■ 1 親指と人差し指で挟むように把持する（①，●）
- ■ 2 中指をインスツルメントの側面に添える（●）
- ■ 3 中指に薬指を添える（②，●）
- ■ 4 BとCは同じ方向から，Aは反対の側面から挟むように把持する（③）
　インスツルメントは人差し指の第2関節から親指のつけ根までに乗せる（施術部位によって異なる）

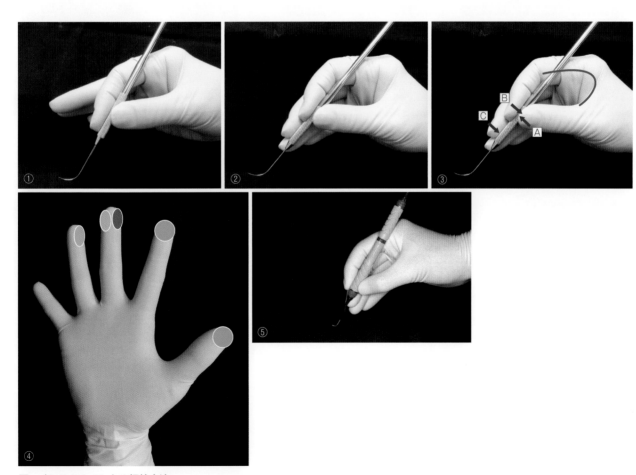

図　インスツルメントの把持方法

# ④ 実像をイメージする！

## "想像力"を働かせよう！

　歯周病検査のために収集したいくつかの情報は，それ単独では現状を把握できたとはいえません.「プロービング」ではおもに軟組織の状態が,「エキスプローリング」ではおもに硬組織の状態がわかります．それに，実際触れることのできない骨の状態をX線写真で確認し，それらを考えあわせ実像を三次元的に想像（イメージ）します．実像をイメージできるかどうかが，SRPを成功させるためのポイントの1つといえるでしょう.

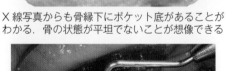

（写真は浜松市・石川歯科　石川知弘先生のご厚意による）

---

### プロービングでわかること

・歯周ポケットの深さ
・歯周ポケットからの出血の有無
・軟組織の病変の大きさ
・根分岐部病変の進行度合い
・付着歯肉の幅
・アタッチメントレベル　等

**＋**

### 口腔内写真（目視）でわかること

・歯肉の色・性状
・歯石・プラーク・着色の沈着状態
・補綴物の状態
・歯列の状態
・齲蝕や破折の状態　等

### エキスプローリングでわかること

・歯石の有無・分布
・歯面の質
・歯の解剖学的形態
・修復物の形態　等

### X線写真でわかること

・歯冠・歯根の形態
・歯石
・齲蝕・修復物・補綴物
・歯槽骨の状態
・根分岐部の状態　等

**＋**

### 想像力

**＝**

### 三次元的なイメージ

図　実像をイメージするために

⑦近心に8mmの歯周ポケットがある

X線写真からも骨縁下にポケット底があることがわかる．骨の状態が平坦でないことが想像できる

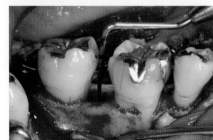

歯周組織再生療法中，骨欠損の深さをみるためにプローブを挿入している．頬側・舌側に骨が壁状に残っているが，歯間部に深い骨欠損が認められる

# Chapter 6

# ハンドスケーラーの基本操作

**さ**まざまなハンドスケーラーが SRP に用いられます．おもに臨床で用いられるのは，大きく分けて「シックルスケーラー」「ユニバーサルキュレット」「グレーシーキュレット」の 3 種類です．それぞれの特徴をよく理解し，使い分ける必要があります．そのなかでもグレーシーキュレットは，軟組織や歯根面に損傷を与えないために，歯肉縁下に適合するようデザインされています．

どのインスツルメントを使用しても基本的な操作は同じで，またその効果を最大限に活かすためには，スケーラーのカッティングエッジをつねに鋭利な状態にシャープニングをしておくことも大切です．

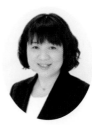

大阪市北区・南歯科医院
**貴島佐和子**（歯科衛生士）

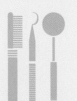

# ① 基本のスキルを正しく身につけよう！

## ハンドスケーラーの形態を確認しよう！

おもに臨床で用いられる「シックルスケーラー」「ユニバーサルキュレット」「グレーシーキュレット」，それぞれの特徴をよく理解しましょう（Chapter 4-①参照）．

### シックルスケーラー

- 先端が尖っている
- カッティングエッジが２つ（●）
- ブレードの断面は逆三角形
- ブレードは直と曲のものがある
- フェイスはシャンクに対して90°
- おもに歯肉縁上のスケーリングに使用（図２）
- 前歯歯冠部の隣接面のスケーリングに適している（図３）

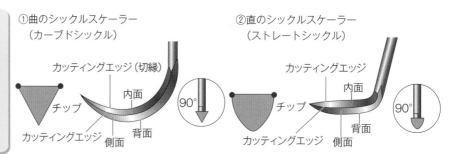

① 曲のシックルスケーラー（カーブドシックル）
カッティングエッジ（切縁）　内面　チップ　カッティングエッジ　側面　背面　90°

② 直のシックルスケーラー（ストレートシックル）
カッティングエッジ　内面　チップ　カッティングエッジ　側面　背面　90°

図１　シックルスケーラーの形態[1]と特徴

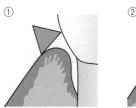
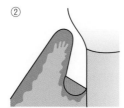

図２　シックルスケーラー（①）とキュレット（②）使用時の断面図[2]
① どんな角度にしても，歯肉縁下に挿入することはできない
② 組織を大きく押し広げることなく，歯肉縁下に刃部を挿入することができる

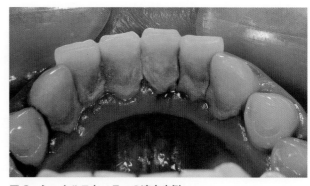

図３　シックルスケーラーの適応症例
前歯歯冠部の歯肉縁上歯石

### ユニバーサルキュレット

- 先端は丸い
- カッティングエッジが２つ（●）
- ブレードの断面は半円形
- フェイスは第１シャンクに対して90°
- 歯肉縁上・縁下に使用可能（図２）
- １本ですべての部位に使用できる

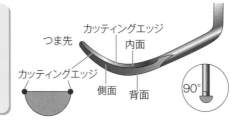

カッティングエッジ　内面　つま先　カッティングエッジ　側面　背面　90°

図４　ユニバーサルキュレットの形態[1]と特徴

## グレーシーキュレット

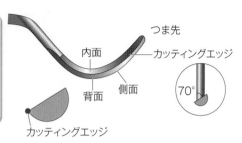

- ・先端は丸い
- ・カッティングエッジが1つ(●)
- ・ブレードの断面は半円形
- ・フェイスは，第1シャンクに対して70°傾いている
- ・傾いた下側にカッティングエッジがついている

つま先
内面
カッティングエッジ
背面　側面
70°
カッティングエッジ

図5　グレーシーキュレットの形態[1]と特徴

## 正しく形態をとらえていますか？

　図6は，スケーラーのブレードを上から見た図です．どれがどのスケーラーかわかりますか？

　①と②は，先端が尖っているので，シックルスケーラーです．③は，ユニバーサルキュレット，グレーシーキュレットです．グレーシーキュレットは，ブレードの内面は傾いていますが，上から見た形は同じです．④は，よくグレーシーキュレットの説明図としてみかけるかもしれませんが，間違いです．イメージとしてカーブしているように思えるかもしれませんが，上から見下ろすとまっすぐです．

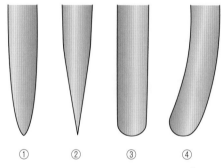

①　②　③　④

図6　ブレードの内面を上から見た形態[1]

## ハンドスケーラーの把持

　前章(p.61参照)で示したプローブ・エキスプローラーと同じく執筆状変法で把持します(図7)．手指に疲れがたまらないようにすることと，感触を高めるようにす

ることが大切です．間違った持ち方では，ブレードに力が伝わらず，歯石の除去が難しくなります．

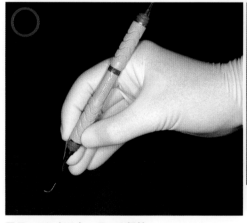

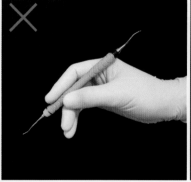

中指がスケーラーを把持していない

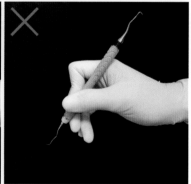

執筆状になっている

図7　ハンドスケーラーの把持
正しい執筆状変法(○)と間違った把持方法(×)

# レスト（固定）のとり方

SRP 時，図8，9を参考に，正しいレストがとれるよう心がけましょう．

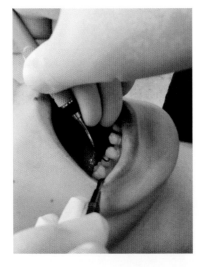

・安定した支点が得られること
・正しい角度でスケーラーのブレードが
　操作できること
・手首を正しく動かすことができること

**図8　レストのとり方**
理想的には作業部にできるだけ近い位置におく

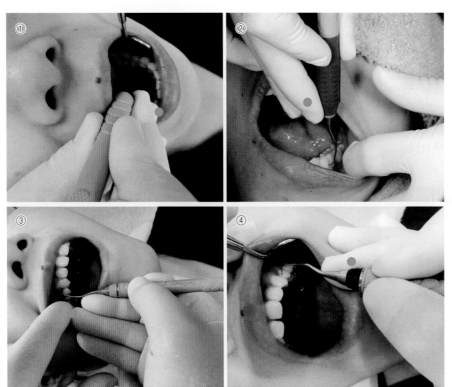

**①反対側歯列上レスト・**
**②対合歯列上レスト**
スケーラーを長めに把持し，
2～3歯にわたる広いレスト
をとる

**③フィンガーオンフィン**
**　ガーレスト**
口唇を排除している指の上に
レストをおく

**④口腔外レスト**
口腔外の広いエリアにレスト
をとる

**図9　さまざまなレストのとり方**

# 挿入角度と作業角度

> 1. 歯肉縁下への挿入時，フェイスと歯面の角度は 0 〜 40°
> 2. 歯石除去時，フェイスと歯面の角度は 45 〜 90°

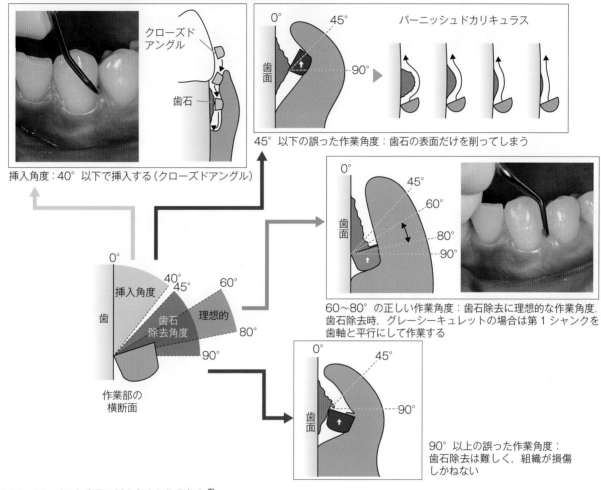

クローズド
アングル

歯石

挿入角度：40° 以下で挿入する（クローズドアングル）

バーニッシュドカリキュラス

45° 以下の誤った作業角度：歯石の表面だけを削ってしまう

60〜80° の正しい作業角度：歯石除去に理想的な作業角度.
歯石除去時，グレーシーキュレットの場合は第1シャンクを
歯軸と平行にして作業する

90° 以上の誤った作業角度：
歯石除去は難しく，組織が損傷
しかねない

挿入角度

歯

歯石
除去角度

理想的

作業部の
横断面

図 10　フェイスと歯面の挿入角度と作業角度 [3]

## 🦷 第1シャンクとフェイスの角度に注意しよう！

　歯面とフェイスの挿入角度，作業角度の理想は，歯肉
縁下に使用できるユニバーサルキュレットとグレーシー
キュレットで同じですが，第1シャンクとフェイスの
角度が異なるため，第1シャンクと歯軸の関係に違い
がでてきます（図11）.

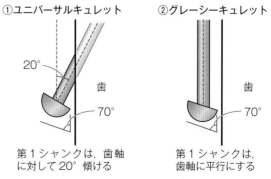

①ユニバーサルキュレット

第1シャンクは，歯軸
に対して20° 傾ける

②グレーシーキュレット

第1シャンクは，
歯軸に平行にする

図 11　キュレットの第1シャンクの位置 [1]

# ストローク

「水平」「斜行」「垂直」の3方向のストロークを，「手首前腕運動」と「手指屈伸運動」の2種類の運動で行います（図12〜15）．ストロークの長さは2mm程度で，始まりと終わりをしっかり意識します．

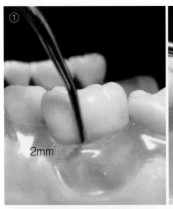 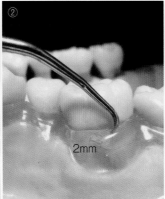 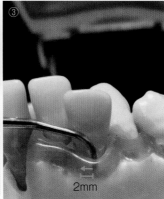

**図12　ストロークの方向**
① 垂直方向
② 斜行方向
③ 水平方向
ポケットの形，患者さんの開口度等によって使い分ける

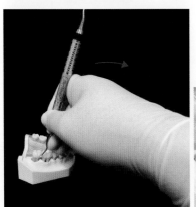 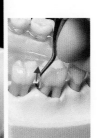 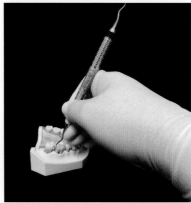 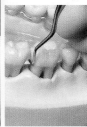

**図13　手首前腕運動①**
手と手首の回転を一体として行う．歯石除去をする際に，指を使うよりも疲労が小さい．ドアノブを回転する動作に似ている

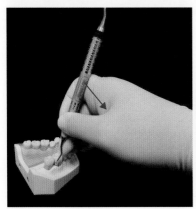 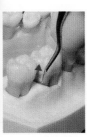 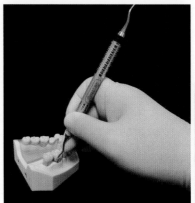 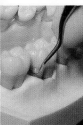

**図14　手首前腕運動②**
手と手首を上下に動かす．前腕を沈める動作．もっともパワフルなテクニックで，多量の歯石沈着があるときに効果的

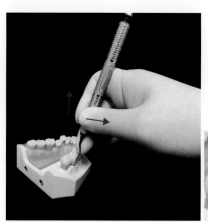
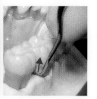
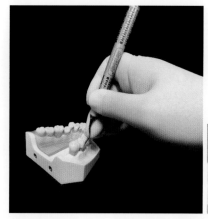

**図 15　手指屈伸運動**
指で押したり，引いたりする動作．力のいらない操作のときに用いる

## 側方圧

　側方圧とは，カッティングエッジが接触し，歯面に対して生じる圧のことをいいます．側方圧の程度は，「強」「中」「弱」と表されます．歯石を除去しはじめた SRP 初期の段階は，「強」の側方圧でスケーリングし，歯石が除去できた後のルートプレーニングは「中～弱」の側方圧で行います（表）．

　また，側方圧をコントロールするためには，正しい方法でスケーラーを把持する必要があります（図 16）．

表　側方圧とストローク

| | スケーリング | ルートプレーニング |
|---|---|---|
| 側方圧 | 強く | 弱く |
| ストローク | 短く | 長く |
| ブレードの使用位置 | 先端から1/3 | 先端から 1/3～1/2 |

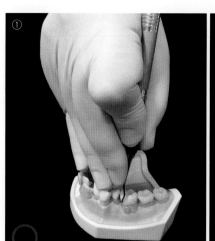
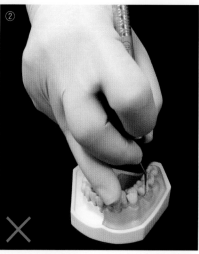

**図 16　把持方法の側方圧への影響**
① 適切な把持で側方圧をコントロールできる
② 指がばらばらに開いていると，側方圧がかけられない

# 歯面への適合

　歯肉や歯面の損傷なく，SRP の効果を得るためには，キュレットのカッティングエッジの位置を歯面に沿わせて維持することが大切です．ブレードの先端 1/3 は，たえず根面に接しているようにしなければなりません．作業部を移動していくとき，固定指を中心に親指を押したり引いたりして，カッティングエッジを根面から離さないように適合させましょう（図 17）．ブレードの先端が根面から離れると，歯肉を傷つけてしまいます（図 18）．

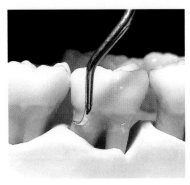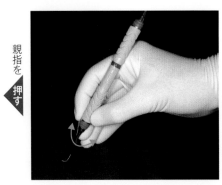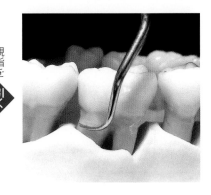

親指を押す　　親指を引く

図 17　歯面への適合
固定指を中心に親指を使って，カッティングエッジを根面から離さないようにする

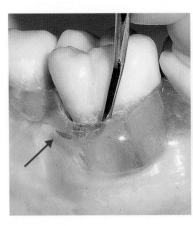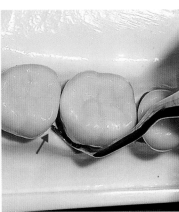

図 18　キュレットの先端に注意！
解剖学的な形態を理解し，キュレットの先端が根面から離れないようにしないと痛みの原因になる

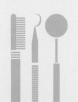

# ② ポジショニングと各歯面へのアプローチ

## 姿勢

スツールに深く腰かけ，背筋を伸ばします．スツールは足の裏がしっかり床につくような高さにし，両膝を軽く開き，下半身を安定させます．患者さん（チェア）は術部が胸の下あたりにくる高さに調節します（図1）．肩はリラックスして下ろし，ひじは前腕と床とが平行になるように曲げます．

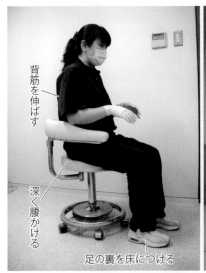
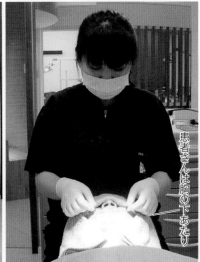
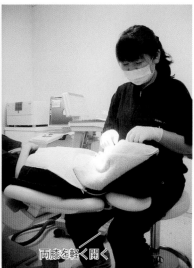

背筋を伸ばす
深く腰かける
足の裏を床につける
患者さんは胸の下あたり
両膝を軽く開く

図1　インスツルメンテーション時の姿勢

## ポジショニング

術者のポジションは，患者さん個々の身体の大きさや開口度，歯列等によって変化します（図2）．また，術者自身の身体や手指の大きさ等にも影響されます．目安となるポジションはありますが，マニュアルにとらわれず適切な角度でブレードが歯面に当たり，前述した適切な姿勢が保てるような位置を探しましょう．

次ページでは，目安となるポジションごとの対応可能部位とアプローチの例を示します．患者さん，術者双方の状況を見きわめ，柔軟に対応できるようになりましょう．

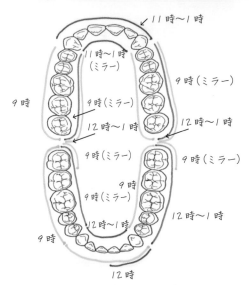

11時～1時
11時～1時（ミラー）
9時（ミラー）
9時
9時（ミラー）
12時～1時
12時～1時
9時（ミラー）
9時（ミラー）
9時
9時（ミラー）
12時～1時
12時～1時
9時
12時

図2　筆者の基本のポジショニング

## バックポジション（11〜1時）からアプローチできる歯面の目安（図3）

11〜1時

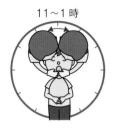

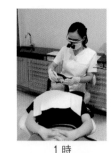

12時　　　　　　　1時

患者さんの後ろに座り，足はヘッドレストの下で軽く広げて床につける．
患者さんの口腔内をまっすぐに見下ろす

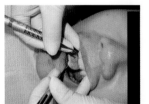

口蓋側はミラー視．指で口唇を排除し，光をミラーに集める

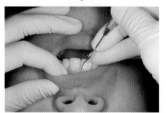

左指で視野を広げる

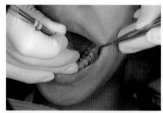

顔をすこし右へ傾ける．口角に痛みを与えないよう注意

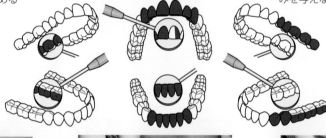

＊赤い部位はアプローチできる歯面の目安を示す

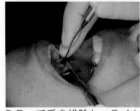

ミラーで舌を排除し，ライトを術部に当てる

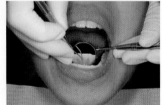

舌側はミラーを使用

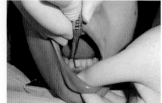

指で口唇を排除する

## サイドポジション（9時）からアプローチできる歯面の目安（図4）

9時

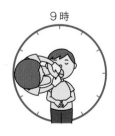

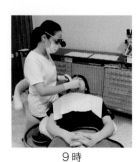

9時

患者さんの脇の方を向いて座る．身体の中心線は口腔と同じ位置にする．足はヘッドレストの下で軽く広げる．患者さんの口腔内をまっすぐ見下ろす

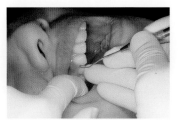

指，ミラーで頬を排除．痛みを与えないよう注意

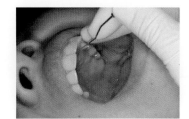

顔をすこし左へ傾ける

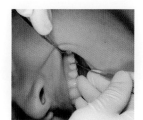

顔を右に傾ける．口角の痛みに注意

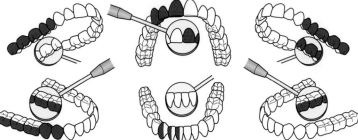

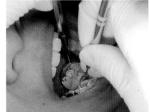

1時から直視できない場合，9時からミラーを使用

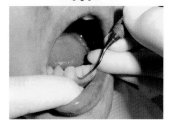

頭をすこし右に向けてもらう

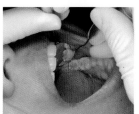

12時から直視できない場合，9時からミラーを使用

## フロントポジション（8時）からアプローチできる歯面の目安（図5）

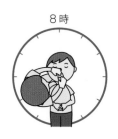

8時

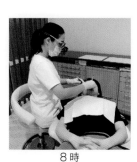

8時

腰の位置は患者さんの上腕と同一線上にし，患者さんのほうをすこし向いて座る

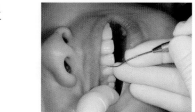

左指で視野を広げ，開口は小さく

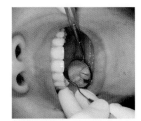

顔をすこし右に傾け，ミラーを使用

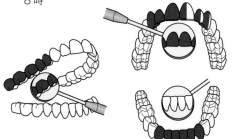

③~1は右に，1~3は左に顔を傾ける

# ③ ハンドスケーラーの管理

## シャープニングの必要性

　毎日使用するインスツルメントは，シャープニングをしないとカッティングエッジが鈍くなります（図1，表）．鈍くなったカッティングエッジでは，SRPの十分な効果が得られないだけでなく，歯石除去により大きな側方圧が必要となり，結果として組織や歯面を損傷し，術中の痛みや不快感の原因になります．

　また，歯石の表面を滑ってしまい，薄い歯石が残ってしまいます（バーニッシュドカリキュラス，p.67参照）．その歯石の表面は滑沢になり，さらに除去するのが難しくなります．SRPの効果を得るために，シャープニングは必ず行いましょう．

表　鋭利なカッティングエッジの利点

1. **歯石除去が容易になる**
   鋭利なカッティングエッジは，歯石を効率よく除去できる．鈍なカッティングエッジは歯石の表面を滑り，歯石を滑沢にしてしまう
2. **ストロークが確実になる**
   鈍なカッティングエッジでは，より大きな側方圧をかけなければならない．ストロークの制御を失い手が滑ったり，インスツルメントを強く握らないといけない
3. **ストローク数の減少**
   鋭利なカッティングエッジで操作すると，より少ないストロークで行うことができ，施術時間を短縮できる
4. **患者さんの快適度が増す**
   鋭利なカッティングエッジでは，術者がより小さい側方圧で操作でき，施術時間を短くできる
5. **術者の疲労の軽減**

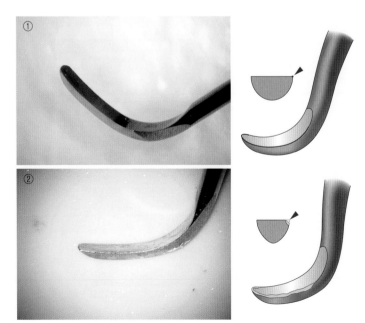

図1　**シャープニングされた鋭利なカッティングエッジ（①）と鈍なカッティングエッジ（②）**
鈍いカッティングエッジは光を反射する

## シャープニングによるブレードの形の変化

シャープニングのゴールは，ブレードの原型を維持しながら，鈍になったインスツルメントのカッティングエッジを鋭利に復元することです．ブレードの原型を熟知していないと，正しいシャープニングを行えません．

形態を本来のものと変えてしまうと，SRP の効率が悪くなり，ブレードが容易に折れてしまうこともあるので注意が必要です．

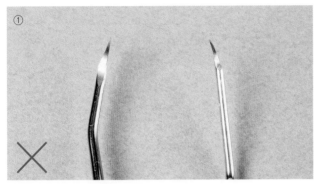

①誤ったシャープニングにより形が変わってしまったグレーシーキュレット

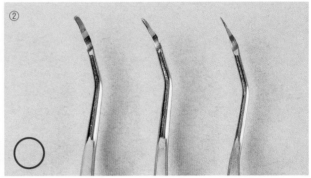

②ブレード原型を維持しながら，シャープニングを進めていく

**図2　シャープニングによるブレードの形の変化**

## 取り扱いに注意しよう！

インスツルメントを使用したいときに万全の状態ですぐに使用できるように，清潔に管理することが大切です．乱雑な扱いはインスツルメントを変形・破損させてしまいます（図3，4）．

また，一目でインスツルメントの種類がわかるように，工夫して管理しておくことも，施術の時間短縮につながります（図5）．

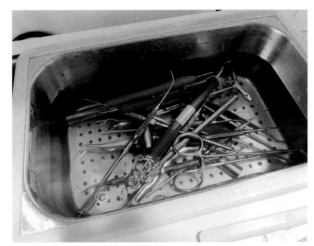

**図3　インスツルメントの取り扱いは大切に！**
乱雑な扱いにより変形・破損する

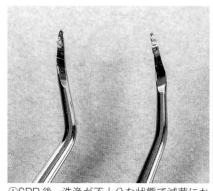

①SRP 後，洗浄が不十分な状態で滅菌にかけられた

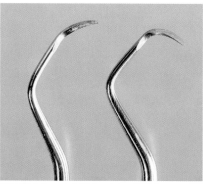

②正常なシックルスケーラー（左）と変形してしまったシックルスケーラー（右）

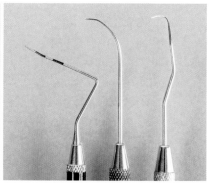

③エキスプローラーやプローブも変形してしまう

**図4　インスツルメントの変形・破損等**

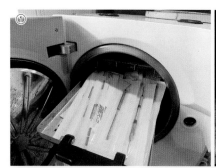

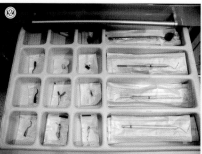

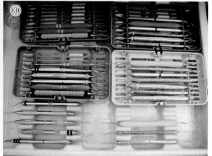

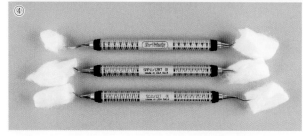

**図5　インスツルメントの管理**
①滅菌時，繊細なインスツルメントは個々にパックをするか，カセットに入れるなどして，取り扱いはていねいにする
②③滅菌後は，一目で種類がわかるよう整理して管理する
④ブレード部分をワッテ等でカバーするのもよい

**参考文献**

1）　株式会社モリタデンタルマガジン編集部：ヒューおじさんとレディーちゃんの WHAT IS THIS? ヒューフレディ社公認インストラクター．2006.

2）　Anna Matuishi Pattison, Gordon L.Pattison 著，勝山　茂監訳ほか：ペリオドンタルインスツルメンテーション．医歯薬出版，1994.

3）　Jill S. Nield-Gehrig 著，和泉雄一，吉田直美監訳：目で見るペリオドンタルインスツルメンテーション Ⅱアセスメントとインスツルメンテーション 原著第6版．医歯薬出版，2010.

# Chapter 7

# 超音波スケーラーの基本操作

**超**音波スケーラーは，チップとパワーの選択によって，強固に沈着した歯石の除去から，ポケット内に形成されたバイオフィルムを破壊し洗い流すイリゲーションまで，多様に用いることができます．状況に応じて適切なチップを選択し，パワーをコントロールしながらダメージを回避した効果的な施術を行っていきましょう．

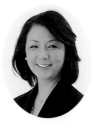

株式会社スマイル・ケア
**土屋和子**（歯科衛生士）

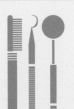

# ① 超音波スケーラーの準備と取り扱い

## 超音波スケーラーの準備

### 超音波スケーラーを使用するにあたって

超音波スケーラーには，各チェアユニットにビルトインされたものと，設置するユニットタイプ（ポータブルタイプ）があります．いずれも正しく使いこなすために，使用する機器を十分に理解することが大切です（図1）．

ビルトインされたものは超音波を発信するエンジン（振動発生装置）が内蔵されていることから，「超音波スケーラー」なのか，「エアスケーラー」なのかを理解することが必要です．

ユニットタイプには，付属したボトルから注水するものとチェアユニットのバルブから注水するものがあり，ボトルタイプには生理食塩水や薬剤を入れて使用することができます．その使用に関しては各社の取り扱い説明

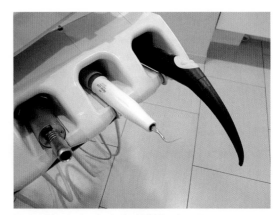

図1　ビルトインタイプの超音波スケーラー

書を参考にし，使用後には，ハンドピースを含めたクリーニングをすることで故障を回避することができます．

### チップの着脱

チップをハンドピースに装着するときには，ハンドピースを固定してチップをねじ込みます．チップを固定してハンドピースを回すと，コードがねじれてしまい，故障の原因になりかねません（図2）．

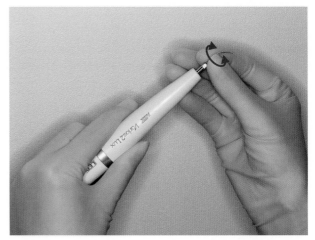

図2　チップの着脱はチップを回して行う

## チップへの注水

超音波スケーラーの注水目的は，振動による発熱の影響から組織を守ることと，除去した付着物を洗い流すことです．そのためにも，十分な水量がチップ先端に当たることが重要ですので，施術前には必ず確認しましょう（図3）．

## 使用中の注意点

超音波スケーラーのチップデザインは非常に繊細なもので，ハンドピースにチップを装着した状態で落とすと必ず変形してしまい，プライヤーなどを用いて修正しても元には戻せません．変形したチップの使用は歯面や周囲組織を傷つけてしまい，知覚過敏の原因や二次齲蝕の誘因にもなります．チップは高価なものですので大切に扱いましょう．

使用するときは，コードを肩にかける方法もあります．メリットとしては，コードの重さに引っ張られることなく楽に操作できます．また，万が一手からハンドピースが滑り落ちたとしても，床に落ちることを防ぐことができます．使用しない場合はユニットに付属したトレーなどには置かずに，必ずホルダーに戻すことを心がけましょう（図4）．

## パワーの設定

施術部位の状況やチップによって適切なパワーを設定します．各社とも記号と数字によって細かくパワーコントロールすることが可能です（図5）．付属されているガイドなどを参考にしましょう．

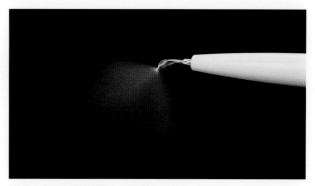

図3 十分な水量がチップ先端に当たる

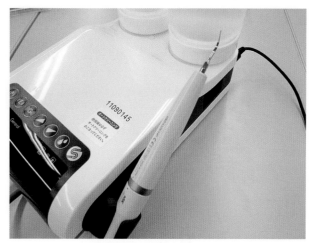

図4 ホルダーにハンドピースを設置する

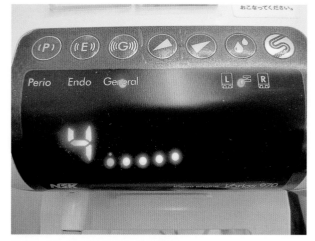

図5 バリオス970のフロント画面
数字と記号（強＝「G：General」，中＝「E：Endo」，弱＝「P：Perio」）でパワーを設定できる

## 超音波スケーラーの持ち方

　超音波スケーラーは，基本的に超音波振動によって歯石を破砕し除去するため，操作性の優れたペングリップで中指の先がスケーラーの先端近くにあるように3点の指の腹で持つのが理想的です（図6）．ハンドピースのグリップを親指と人差し指で回せるように軽く握持す

ることにより操作性が高まり，安全で効果的に使用することができます．強く握るように持ったり，指元で固定するように握り込むと操作性が劣り，安全なストロークができなくなってしまいます．

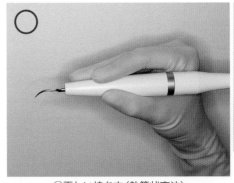
①正しい持ち方（執筆状変法）

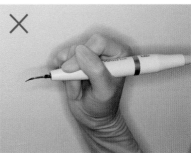
②強く握り込んだ誤った持ち方

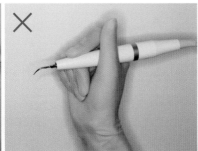
③指元で支える誤った持ち方

図6　超音波スケーラーの把持

## チップの当て方

### チップの動きを理解しよう！

　チップの先端は，往復直線運動をしています（図7）．この動きによってキャビテーション（空洞現象）が生じます．キャビテーションとは，液体の流れのなかで圧力差により短時間に泡の発生と消滅が起きる物理現象です．つまり，水の分子と分子がぶつかり合って，小さな無数の渦巻きを作ります．そして，バイオフィルムを破壊し，水流によってポケット内から排出します．

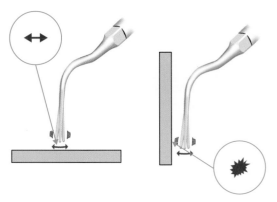
図7　チップ先端の往復直線運動

### パワーはチップ先端が最強

チップの先端がもっともパワーが強く，先端から中程にかけて徐々に弱くなります（図8）．安全で効果的に使用するには，チップ先端を正しい角度で当てることが重要です．

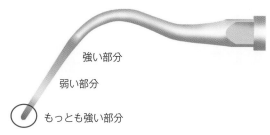

強い部分

弱い部分

もっとも強い部分

**図8　チップ先端の構造とパワーの違い**
先端部がもっともパワーが強い

### 安全な使用角度・接触のさせ方

チップが歯面に対し，15°以下の角度になるように使用します（図9）．角度が大きくなるほど，歯面を傷つけてしまいます．

また，いわゆる「フェザータッチ」で接触させます．ふんわりと極力側方圧をかけない接触です．

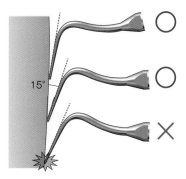

15°

○

○

×

**図9　チップと歯面の角度**
15°以下が安全な角度

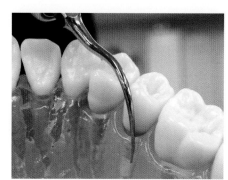

## ストローク

ハンドスケーリングのような側方圧をかけた力強い瞬間的なストロークではなく，連続した軽いストロークを状況に応じて行います（図10）．

| スウィーピングストローク | プルストローク | ピックストローク |
|---|---|---|
| 基本となるストローク方法 | 歯根分岐部，隣接面などに適応 | 大きく強固に沈着した歯石に行う |
| ほうきで掃くような一連の動き | 引き上げるような動き | つつくような動き |

**図10　ストロークの種類**

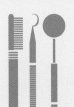

# ② チップの選択

## チップ選択のポイント

　超音波スケーラーのチップは，スケーリングやイリゲーションなどの目的や，歯肉縁下や補綴修復物などの状況に応じて適切に選択する必要があります.

　各社の超音波スケーラーには，それぞれさまざまな形のチップがあります. 多種多様なチップがあるなかで，今回はより使用頻度の高いものを選択しました. 大事な

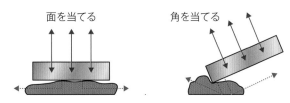

面を当てる　　　　角を当てる

図1　**断面形態を考えてチップを当てよう**

ことは，それぞれのチップの特徴を理解し，適切に使用することです.

### ┃ チップの断面形態

　チップの断面形態には，角張った楕円形に近い長方形型や丸型などがあり，長方形型は歯石に角を当てると破砕するパワーが大きく，丸型は軟らかい歯石や石灰化が

始まったばかりのプラーク層を除去するのに適しています (図1, 表1).

表1　**断面形態ごとの特徴**

| 断面形態 | 特徴 | チップ例（バリオス970の場合） | |
|---|---|---|---|
| 角張った楕円形に近い長方形型 | **除去効果が高い**<br>角を当てると，破砕効果が大きく強固な歯石を破砕し，面を当てると，効率的に広範囲を除去できる | G1 | G6 |
| かまぼこ型 | **除去効果・安全性が高い**<br>角を当てると破砕効果が大きく，強固な歯石を破砕する. カーブは安全性が高く周囲組織を傷つけない | G8 | |
| 丸型 | **歯面への安全性が高い**<br>安全性が高い. 比較的軟らかい歯石除去に適しており，強固な歯石の除去には適さない | P20 | |
| エッジ型（切縁型） | **除去効果が特に高い**<br>非常に強固な歯石を破砕する効果が高い反面，歯質や周囲組織を傷つけやすく，知覚過敏・疼痛の原因にならないよう使用には細心の注意が必要 | P10 | |

## チップの表面加工・材質

チップには鏡面加工やダイヤモンド粒子を表面に加工したもの，プラスチック製など，その用途に応じて効果的で安全性が高いものを選択します（表2）．

表2 表面加工・材質ごとの特徴

| 表面加工・材質 | 特徴 | チップ例（バリオス970の場合） |
|---|---|---|
| 鏡面加工 | 安全性が高く，もっとも基本的な表面加工 | G1 |
| ダイヤモンド加工 | **除去効率が高く，歯根面をスムーズにしやすい**<br>ダイヤモンド粒子によって除去効果が高いが，大きく強固な歯石除去には適切ではない．細い曲線を有している場合，根分岐部への操作性に優れ，歯根が近接している（ルートプロキシミティ）場合や臼歯隣接面にも使用しやすい | P2D・P3D |
| プラスチック製 | **もっとも安全性が高い**<br>プラスチック（特殊樹脂）製のため，歯質や補綴修復物を傷つけることなく，歯面や修復マージン部周辺のバイオフィルム破壊が可能 | V-P10 |

## チップの形態

深いポケットや上顎最後臼歯遠心側などには，シャンクの長いチップが，到達性がよく適しています（図2-①，図3）．また，根分岐部や複雑な隣接部，最後臼歯の遠心の歯根には，エッジ型でシャンクが長く屈曲したチップが適応します（図2-②）．

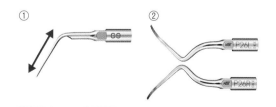

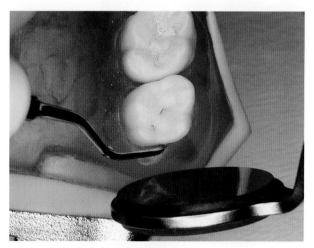

図2 特徴的なチップの形態
①シャンクの長いチップ（バリオス970 G9），②シャンクが長く屈曲したエッジ型チップ（バリオス970 P26L/R）

図3 最後臼歯遠心側へのアプローチ

## イリゲーションチップ

ポケット内のバイオフィルムを破壊し，洗い流す「イリゲーション」のためのチップです（図4）．ハンドスケーリング後や歯周炎の急性発作を発症したポケット内，あるいは複雑な形態のブリッジ支台や基底部，インプラント周辺に使用することで細菌叢を破壊し，洗い流します．

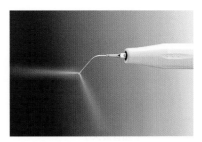

図4　バリオス970 P40
先端部で2方向に水を噴出．全体的にしなりがあり，先端部が球形のため安全性が高い．先端から6mmの位置に3mm幅のマーキングが施され，術前のPPDも参考にすると，より安全に使用できる

# チップの当て方・パワーコントロールをトレーニングしよう！

適切なチップの当て方やパワーコントロールによって，周囲組織を傷つけることなく，効果的な施術ができるようにトレーニングをしましょう．

## 缶に油性マジックを塗って

缶に油性マジックを塗り，チップの当て方をトレーニングしましょう（図5）．チップのどこを当てるか，角度，タッチ，ストロークを変えて缶への影響を確認します．「マジックを塗ったところだけが除去できるか？」「缶の塗装も除去していないか？」「缶に傷がついていないか？」と，拡大視野で確認してください．

## ウズラの卵を使って

ウズラの卵の殻に傷をつけないで，茶色い模様を除去できるようにチップを使ってみてください（図6）．ウズラの卵の殻の厚さは200μ前後といわれ，セメント質よりも若干厚いため，殻に傷がつくパワーではセメント質に傷をつけてしまうと考えられます．

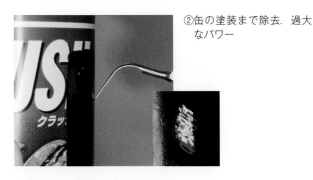

①マジックの塗装のみ除去．適切なパワー

②缶の塗装まで除去．過大なパワー

図5　缶を用いたトレーニング

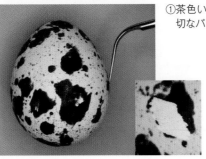

①茶色い模様のみ除去．適切なパワー

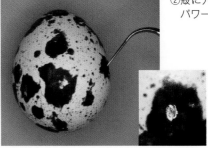

②殻に穴が開いた．過大なパワー

図6　ウズラの卵を用いたトレーニング

# おもな超音波スケーラーのチップ

　本稿では，筆者の使用するバリオス970のチップを中心に解説してきましたが，各超音波スケーラーともさまざまなチップが用意されています（表3）．ご自身の医院で使用しているチップの特徴や，それに適した使い方ができているかをいま一度確認しましょう．

表3　おもな超音波スケーラーのチップ例

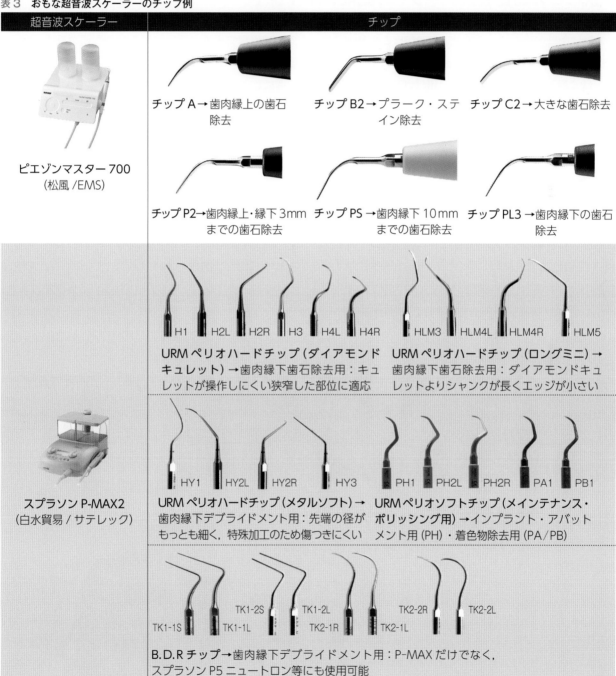

| 超音波スケーラー | チップ |
|---|---|
| ピエゾンマスター700<br>（松風/EMS） | チップA→歯肉縁上の歯石除去　チップB2→プラーク・ステイン除去　チップC2→大きな歯石除去<br>チップP2→歯肉縁上・縁下3mmまでの歯石除去　チップPS→歯肉縁下10mmまでの歯石除去　チップPL3→歯肉縁下の歯石除去 |
| スプラソンP-MAX2<br>（白水貿易/サテレック） | H1　H2L　H2R　H3　H4L　H4R　HLM3　HLM4L　HLM4R　HLM5<br>URMペリオハードチップ（ダイアモンドキュレット）→歯肉縁下歯石除去用：キュレットが操作しにくい狭窄した部位に適応　URMペリオハードチップ（ロングミニ）→歯肉縁下歯石除去用：ダイアモンドキュレットよりシャンクが長くエッジが小さい<br>HY1　HY2L　HY2R　HY3　PH1　PH2L　PH2R　PA1　PB1<br>URMペリオハードチップ（メタルソフト）→歯肉縁下デブライドメント用：先端の径がもっとも細く，特殊加工のため傷つきにくい　URMペリオソフトチップ（メインテナンス・ポリッシング用）→インプラント・アバットメント用（PH）・着色物除去用（PA／PB）<br>TK1-1S　TK1-2S　TK1-1L　TK1-2L　TK2-1R　TK2-2R　TK2-1L　TK2-2L<br>B.D.Rチップ→歯肉縁下デブライドメント用：P-MAXだけでなく，スプラソンP5ニュートロン等にも使用可能 |

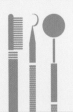

# ③ 状況に合わせた超音波スケーラーの施術

## 状況ごとの超音波スケーラーの施術のポイント

歯肉縁下での施術は，直視できないからこそチップの選択と正確な使い方を熟知する必要があります．重要なことは，歯石の付着状況と付着部位（付着面）を見きわめることです．

歯質（エナメル質・象牙質・セメント質）のどこに，どのような歯石（硬さ・量）が付着しているのか，補綴・修復物であれば，その材質にも注目します．さらに歯肉縁下であれば石灰化の進行した（X線写真像で確認できる）強固な歯石なのか，平坦な形状の歯石なのか，根面のざらつきを感じる砂状の歯石なのかをエキスプローラーなどを用いて把握します．また，バイオフィルムが形成された細菌叢の破壊や浮遊性の細菌叢の除去にも効果的に使用することで，歯周組織の健康を維持することができます．

周囲組織や歯質，修復物を傷つけることなく安全に，短時間で効率よく施術を行うために，下記のポイントを参考にしてください（図1～12）．

### 状況① 歯肉縁上：広範囲に及ぶ歯石

**チップ選択のポイント**：大量の歯石を短時間で除去することが可能な，強いパワーで使用できるチップを選択します（図1）．

**施術時のポイント**：歯面に対して15°以下の角度で使用します．角度が大きくなるほど歯面を傷つけやすいことに，つねに意識を向けてください（図2）．歯間部では，隣接面に対して15°以下になるように配慮します．

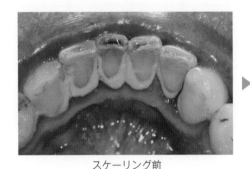
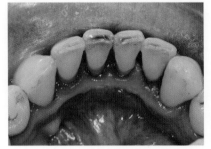
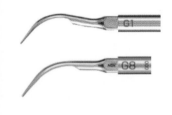

スケーリング前 　　　　　スケーリング直後

**図1　歯肉縁上の広範囲に及ぶ歯石の除去**
バリオス970 G1，G8をパワー限度G7で使用した

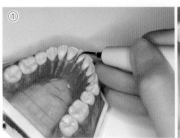
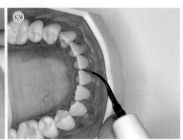

**図2　チップの角度15°以下でのアプローチ**
①舌側面，②隣接面（バリオス970 G1，G8）

## 状況② 歯肉縁上：狭い部位に少量の歯石

**チップ選択のポイント**：狭い部位に入るような細いチップを使用します.

**施術時のポイント**：少量でも硬い歯石の場合は，強いパワーが発揮できるチップを使用し（図3），狭くチップのアクセスが困難なところにはダイヤモンド加工の細いチップを使用します（図4）.

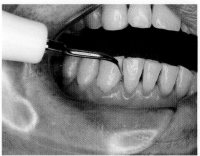

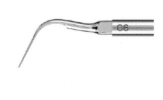

**図3 隣接部の深いポケットへのアプローチ**
強力なパワーが発揮できるチップを用いて，歯面に15°以下で当てる. バリオス970 G6を使用した

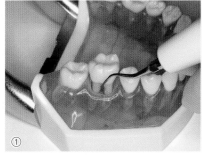
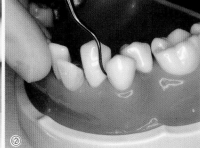

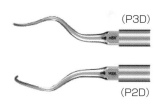

(P3D)

(P2D)

**図4 ダイヤモンド加工のカーブ型チップ**
①根分岐部へのアプローチ，②狭い歯冠部へのアプローチ. アクセスが難しい部位にはダイヤモンド加工のカーブ型チップを用いるとよい. バリオス970 P2D，P3Dを使用した

## 状況③ 歯肉縁下：広範囲に及ぶ強固な歯石

**チップ選択のポイント**：細く断面が角張ったチップなど，除去効果の高いチップを使用します.

**施術時のポイント**：歯肉縁下に挿入するため，歯面とチップの角度を15°以下に保つことに注意をしてください. フェザータッチで側方圧を強くかけないようにします.

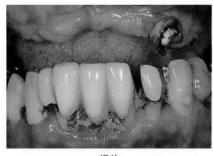
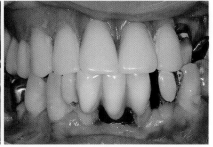

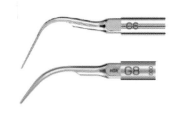

術前　　　　　　　　　　　　　術後

**図5 歯肉縁下の広範囲にわたる歯石の除去**
バリオス970 G6，G8をパワー限度G7〜8で使用し，スピーディーに除去した

## 状況④　深い歯肉縁下の強固な歯石

**チップ選択のポイント**：深いポケットや上顎最後臼歯の遠心などには，シャンクが長いチップを使用します．

**施術時のポイント**：チップ先端が握持点から遠くなるために不安定になりやすく，手元をしっかり安定させブレないように注意します．

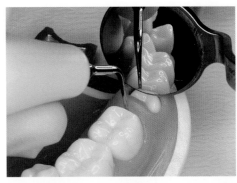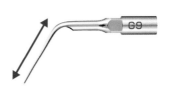

**図6　最後臼歯遠心の深い歯周ポケットへのアプローチ**
シャンクの長いチップが有用．バリオス970 G9をパワー限度G5で使用した

## 状況⑤　砂状歯石・粗糙な歯根面・バイオフィルム

**チップ選択のポイント**：歯石が探知しにくい場合や，歯根面のざらつきが感じられる場合には，安全性の高いチップを使用します．

**施術時のポイント**：歯根表面に，まんべんなく細やかなスウィーピングストロークを行います．先端から指先に伝わる感触で，ざらつきがなくなることが感じられるでしょう．

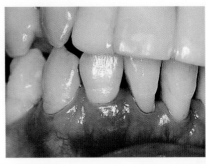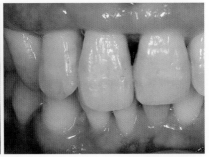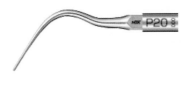

**図7　プロービングで出血した粗糙な歯根面**
このような歯根面には安全性の高いチップでスウィーピングストロークを行う．バリオス970 P20をパワー限度P4で使用した

## 状況⑥　歯肉縁下：根分岐部・近接した隣接部

**チップ選択のポイント**：根分岐部や歯列不正などによる狭い箇所では，ダイヤモンド加工され細くカーブしたチップを用います．

**施術時のポイント**：チップを挿入し，可能な限り引き上げるようなプルストロークを行います．

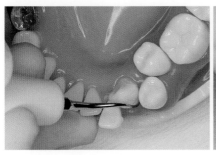 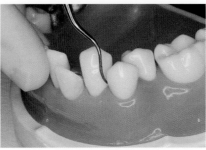 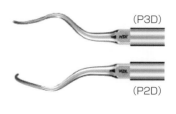

(P3D)

(P2D)

**図8　歯列不正部へのアプローチ**
歯列不正などの狭い部位には，細くカーブしたチップが適している．バリオス970 P2D・P3Dをパワー限度P8で使用した

## 状況⑦　歯肉縁下：浮遊性細菌叢

**チップ選択のポイント**：ハンドスケーリング後や歯周炎の急性発作を発症したポケット内の浮遊性細菌を破壊するために，イリゲーションチップを用いてイリゲーションを行います．

**施術時のポイント**：慎重にポケットの奥深くまで挿入し作動させます．炎症がある場合，多量の細菌叢が洗い流されるのが確認できます．

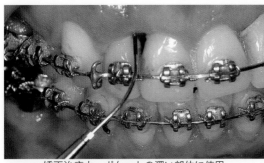 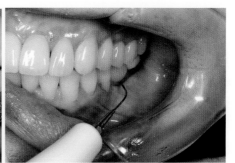

矯正治療中，ポケットの深い部位に使用

根分岐部に用いる

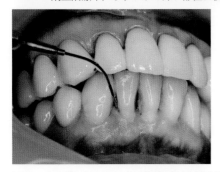 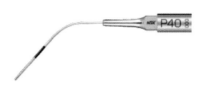

P40

**図9　イリゲーションによる歯肉縁下の浮遊性細菌叢の破壊**
ポケットの深い部位の浮遊性細菌叢を破壊する．矯正装置を装着していても操作しやすい．バリオス970 P40をパワー限度P3で使用した．チップに柔軟性があるため，ポケット内を傷つけることなく安全に使用できる

## 状況⑧ 補綴・修復物マージン部・インプラント周辺：薄い歯石・細菌叢

**チップ選択のポイント**：補綴・修復物を傷つけないようプラスチック製のチップを使用します．

**施術時のポイント**：付着した歯石やプラークが徐々に薄くなり，やがて除去できるように，付着層に軽く当て作動させます．

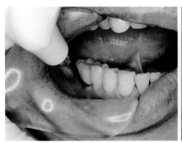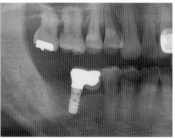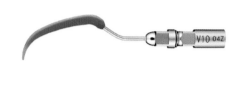

**図 10　インプラント周辺のアプローチ**
インプラント周辺にプラスチックチップを用いる．バリオス 970 V-P10，V-P11R，V-P11L をパワー限度 P6 で使用した

## 状況⑨ 歯周基本治療

**チップ選択のポイント**：歯肉縁上にも多量の歯石が付着している場合は，角張った断面のチップやかまぼこ型のチップなど強いパワーを発揮できるチップを用い，歯肉縁下に多量の歯石が付着している場合は，細く角張ったチップを用います．

**施術時のポイント**：唇面から隣接面に移行する場合など，チップの安全な角度を保つためには柔軟な動きが必要です．ハンドピースを軽く持ち，ピックストロークによって歯石を軽く突くような動きや，スウィーピングストロークによって歯石を徐々に薄くしていくような動きを繰り返します．

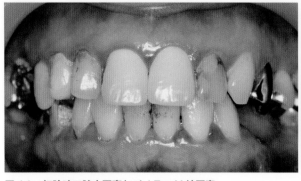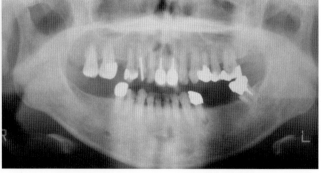

**図 11　初診時口腔内写真とパノラマ X 線写真**
バリオス 970 G1，G6，G8 を使用した

## 状況⑩　メインテナンス

**チップ選択のポイント**：オーバーインスツルメンテーションに注意し，状況に合わせたチップを選択します．ブリッジの支台歯やポンティック基底面，インプラント周辺などにはイリゲーションチップやプラスチック製のチップを使用します．

**施術時のポイント**：補綴・修復物を傷つけないよう細心の注意を払います．ポケット内にはイリゲーションチップを挿入して，細菌叢を破壊し洗い流します．

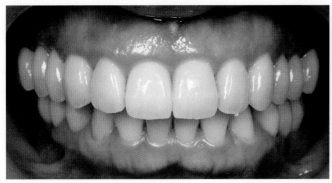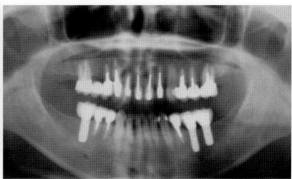

**図12　メインテナンス時の口腔内写真とパノラマX線写真（図11と同症例）**
バリオス970 P40，V10を使用した

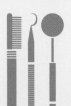

# ④超音波スケーラーの管理

## チップの摩耗の確認 ～シャープニングは不可

　チップは使用することによって摩耗します．その振動様式によって，1mmの摩耗で25％，2mmの摩耗で50％の作業効率が低下します（図1）．それぞれのメーカーのインジケータを参考にして，定期的に摩耗度を把握するようにしましょう（図2）．

　基本的に超音波スケーラーのチップは，ハンドスケーラーのようにシャープニングによって作業効率は再現できません．シャープニングによって変形した場合，周囲組織を傷つけるなどして危険です．

## 使用後の管理

　テーブルタイプのボトルに生理食塩水や薬剤などを入れて使用した場合，ハンドピースに薬剤が残留すると故障の原因になります．自動洗浄機能が搭載されていますので必ず洗浄をしてください．チップは変形しないよう，滅菌時には滅菌パックやレンチに収納して滅菌します（図3）．

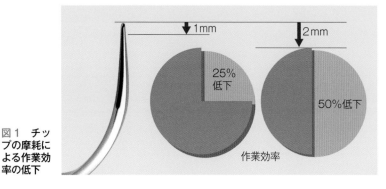

図1　チップの摩耗による作業効率の低下

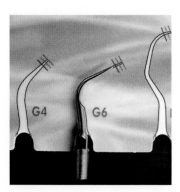

図2　摩耗度を把握するためのインジケータ

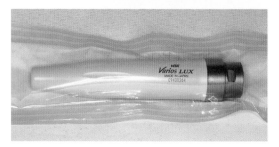

図3　ハンドピースは滅菌パックに入れて保護する

# Chapter 8

# SRPの実践

**本**章では，これまで解説してきた基本を応用させた，症例ごとのSRPの実践を紹介していきます．プロービングや歯根面の探索，X線写真，歯の解剖学的な知識などから得た情報をどのように器具の選択やSRPの操作に活かすのか？ また，歯肉の性状によるアプローチ方法の違いや，叢生歯，補綴物装着歯，複根歯（根分岐部）などの難部位へのアプローチ方法などを実際の症例に基づいて解説します．

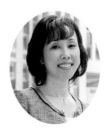

東京都世田谷区
小林歯科医院
鍵和田優佳里（歯科衛生士）

# ①歯周ポケットの形態や根面の状態を読みとろう！

## インスツルメンテーションの前に必要な情報収集

　SRP を行う前には，プロービングやエキスプローリングを行って歯周ポケットの深さや形態，根面の状態を把握しなくてはなりません．その際には，X 線写真を併せて参照することで，歯肉縁下の歯根の形態や骨形態などをより三次元的に捉えることが大切です（図 1）．また，X 線写真の読影や適切なプロービングのためには，歯根の彎曲や植立方向，あるいは根分岐部の位置など歯根の解剖学的形態を理解しておくことが重要です．

　歯周ポケットの深さ（PPD）は，その時点までに歯周疾患がどのくらい進行しているのかを示しています．また，プロービングで出血がある場合（BOP（＋））は，歯肉縁下にプラークの沈着があり，歯周ポケット内に炎症があると考えられ，BOP が（－）の部位は炎症がないと考えられるため，SRP を行う部位では歯周ポケットの深さだけでなく BOP も必ず調べましょう．また，SRP 中には，歯石の除去にともない歯根表面の状態が変化するので，プローブ・エキスプローラーを併用し，根面の状態を確認しながら処置を進めることが大切です．

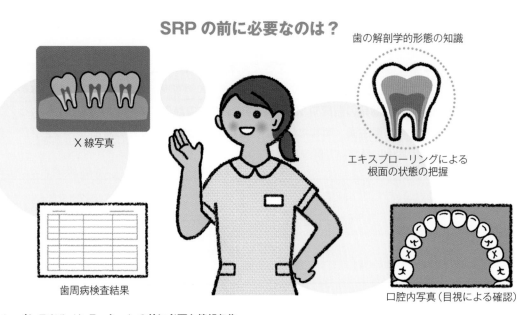

**SRP の前に必要なのは？**

X 線写真

歯周病検査結果

歯の解剖学的形態の知識

エキスプローリングによる根面の状態の把握

口腔内写真（目視による確認）

図 1　インスツルメンテーションの前に必要な情報収集

## いろいろな歯周ポケットの形態

　歯周ポケットは，プラーク中の細菌によりアタッチメントロスが起きることで形成されます．炎症の波及程度は歯や歯面によって異なるので，歯周ポケットの形態もそれぞれ異なります．たとえば，下顎側切歯の遠心根面には凹みがみられることが多く，その凹みに沿ってプラークが侵入して歯周ポケットができることがあります

（図2-①）．また複根歯の根分岐部周囲の根面は，凹凸面がみられ，歯周ポケットができやすい部位です（図2-②）．このように根面の形態によって歯周ポケットが形成されやすい部位があるので，歯根の解剖学的形態を理解したうえで，歯周病検査やSRPを行わなければなりません．

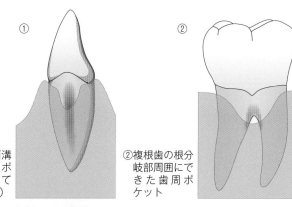

① 2|の遠心の根面溝に沿って歯周ポケットができている（遠心面観）

②複根歯の根分岐部周囲にできた歯周ポケット

図2　さまざまな歯周ポケットの形態

## 骨欠損の形態の種類

　垂直性骨欠損は，残存している骨の壁面の数によって1壁性骨欠損〜4壁性骨欠損に分類されます（図3）．プロービング値とともにX線写真を参考にして，骨欠損

の形態から歯周ポケットの形態を把握します．垂直性骨欠損がある部位は，SRPのみでは歯周ポケットの改善が難しい場合があるので，注意深く検査を行いましょう．

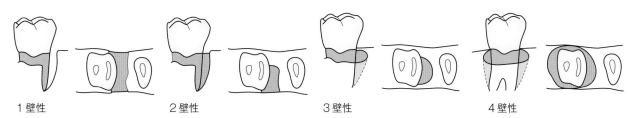

1壁性　　　　　　　　2壁性　　　　　　　　3壁性　　　　　　　　4壁性

図3　骨欠損の分類

# この症例の歯肉縁下の状態を予想し，SRP の戦略を考えてみよう！

次の症例のプロービングチャート，口腔内写真，X 線写真から，歯周ポケットの形態や
根面の形態を考えてみましょう！

## Case1　最後臼歯遠心に深い歯周ポケットがある症例（図 4）

36 歳，女性（初診時）
検査時の所見：プロービング時に歯肉縁下に多量の歯石を触知した

**?**　この症例の歯周ポケットや根面の形態はどのような状態でしょうか？

**?**　皆さんだったら，どのような器具を使って，どのようにアプローチしますか？

**?**　この症例は，SRP で治癒すると思いますか？

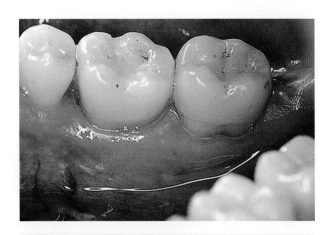

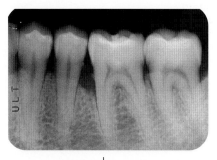

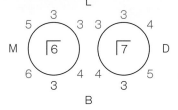

図 4　36 歳，女性の
初診時下顎左側

### この資料から読みとれること（図 5）

・6 近心に深い歯周ポケットが存在し，X 線写真
　で骨欠損が認められる
・7 遠心に歯周ポケットと骨吸収がみられる
・骨欠損は 3 壁性と考えられる
・7 遠心の歯周ポケットは PPD が 4～5mm なの
　で SRP で改善すると考えられる

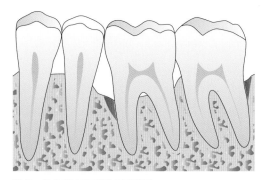

図 5　歯肉縁下の状態の予想図
6 近心と 7 遠心に深い歯周ポケットが存在する

この症例は，6̅近心には垂直性骨欠損，また，7̅遠心に4～5mm の歯周ポケットがあり，骨欠損の形態は3壁性と考えられ（図5），歯科医師からは歯周外科治療の計画が提案されました．しかし，6̅近心はプローブで探索すると歯周ポケットの幅が広く器具の到達性がよかったため SRP で対応したところ，BOP（－）となり経過観察中です．

最後臼歯遠心面は，通常はグレーシーキュレット #13/14 を用い，垂直ストロークで行いますが，器具の届きにくい場合は，ブレードの屈曲が大きい #17/18（遠心用）を用いたり，水平ストロークでアプローチします（図6～8）．そのような SRP の結果，7̅遠心は上皮性付着で改善し，BOP（－）で病状安定しています（図9）．

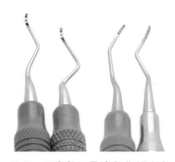

図6　臼歯部に最適な #15/16，#17/18
#15/16（近心用），#17/18（遠心用）は #11/12，#13/14 より屈曲が大きいので，これらでは到達しにくい場合に有効

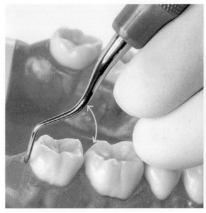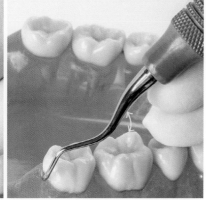

図7　屈曲の違いによる倒達性の違い
左：#13/14 を使用，右：#17/18 を使用．#17/18 は屈曲が大きく，臼歯部への倒達性にすぐれている

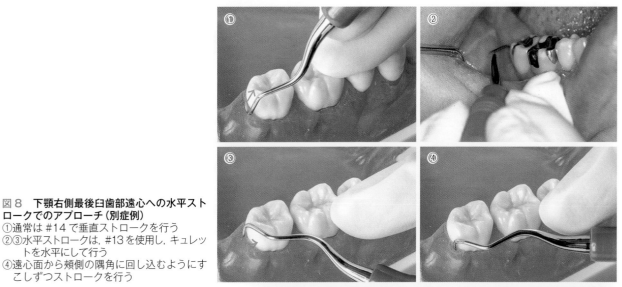

図8　下顎右側最後臼歯部遠心への水平ストロークでのアプローチ（別症例）
①通常は #14 で垂直ストロークを行う
②③水平ストロークは，#13 を使用し，キュレットを水平にして行う
④遠心面から頬側の隅角に回し込むようにすこしずつストロークを行う

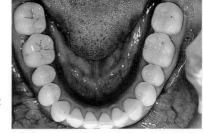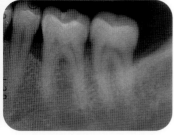

図9　Case1 の術後
6̅，7̅とも BOP（－）となり安定している

48歳，男性（初診時）
検査時の所見：歯肉に厚みがあり硬いので，インスツルメントが操作しにくい

**?** この症例の歯周ポケットや根面の形態はどのような状態でしょうか？

**?** 皆さんだったら，どのような器具をつかって，どのようにアプローチしますか？

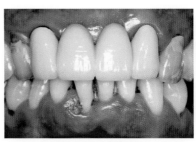
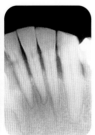
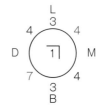

図10　**48歳，男性の初診時**

### この資料から読みとれること（図11）

・歯肉は肥厚して線維性である
・歯石の沈着と炎症による歯肉退縮がみられる
・X線写真とプロービング値から 1| 唇側に幅が狭い深い骨欠損が存在する

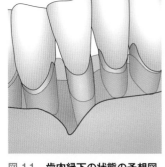

図11　**歯肉縁下の状態の予想図**
1| 唇側に深い骨欠損があると考えられた

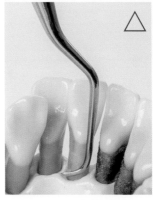
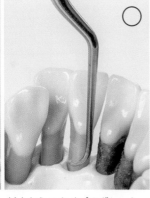

図12　**スタンダードキュレット（左）とミニタイプのグレーシーキュレット（右）の比較**
ミニファイブ，アクセスキュレット*などブレードが小さいミニタイプのグレーシーキュレットを用いると，幅が狭い歯周ポケットにもアプローチしやすい
＊ブレードが小さく第1シャンクの長い，アメリカンイーグル社のミニタイプのグレーシーキュレット

本症例では，1| 唇側に深い歯周ポケットがありましたが，歯根が細いため，根面に適合するミニタイプのグレーシーキュレットを使用してSRPを行いました（図12）．歯肉が線維性で硬いため，キュレット挿入時やストローク中にブレードの先端やかかと部分で歯周組織を傷つけないように注意しました．

また，歯周ポケット底はさらに根が細くなるので，キュレットを横に倒してキュレットの先端を使用した水平ストロークでアプローチしました（図13）．

このような細い根や幅の狭い歯周ポケットに対しては，ブレードが小さいミニタイプのグレーシーキュレットを使用する，キュレットを横に倒して水平ストロークでアプローチするなどの工夫をします．

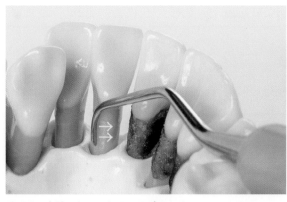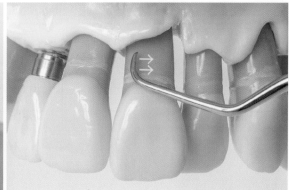

図 13　水平ストロークでのアプローチ

**Case3**　根尖近くまで骨吸収が及んだ歯周ポケット（図 14）

58 歳，男性（初診時）
検査時の所見：歯肉への抵抗力がない

**?**　この症例の歯周ポケットや根面の形態はどのような状態でしょうか？

**?**　この症例は，SRP で治癒すると思いますか？

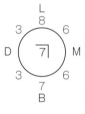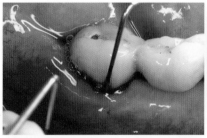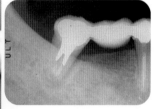

図 14　58 歳，男性の初診時

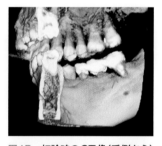

図 15　初診時のCT像（舌側から）
プロービングやX線写真から想像したとおり，⑦近心頬舌側に4壁性の骨吸収が存在する

### この資料から読みとれること

・歯肉の発赤・腫脹が著しく，炎症が強い
・プロービングで舌側・頬側・近心に深い歯周ポケットがある
・X線写真からも根尖まで深い骨吸収が認められる
・上記より，骨欠損は 4 壁性と考えられる

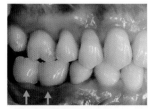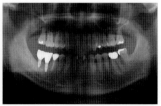

図 16　歯科医師の診断の結果，⑦は抜歯してインプラント治療を行った

　本症例では，プロービングやX線写真から，頬側，近心，舌側に深い歯周ポケットがあり，骨吸収は根尖近くまで進行し，4壁性の骨欠損が存在すると考えられました（図14）．歯周ポケットが歯根の周囲の全周に及んでいることから（図15），この部位は SRP や歯周外科治療を行っても炎症の改善が難しいと診断され，抜歯．後にインプラントが埋入されました（図16）．

　このように，SRP 前の検査によりその歯が SRP の適応か歯科医師の判断を仰ぐとともに自分自身が SRP でアプローチできる限界を知ることが大切です．

**Case4** 根面溝が存在する ②|② に歯周外科治療を行った症例（図 17）

54 歳，女性（初診時）
検査時の所見：骨吸収が大きく，動揺度は 2 度

**?** この症例の歯周ポケットや根面の形態はどのような状態でしょうか？

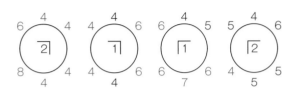

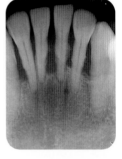

図 17　**54 歳，女性．初診時の下顎前歯部**

**この資料から読みとれること**

・骨吸収が進行している
・多量の歯石沈着がある

　本症例は，骨吸収が大きく，歯科医師から抜歯の診断がされましたが，患者さんの希望で固定して保存することになりました．多量の歯石が沈着しているため，歯を保存するにあたり，歯石の取り残しがないように歯周外科治療を行いました．

　歯周外科治療には，②|② の遠心面に凹みが確認できたため，凹み部分に歯石やプラークの取り残しがないように SRP を行いました．その際，凹み部分をキュレットの先端で引っかかないように注意しました（図 18, 19）．

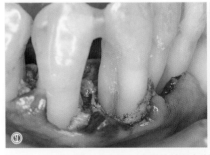
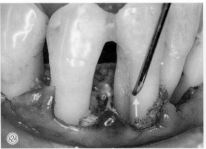
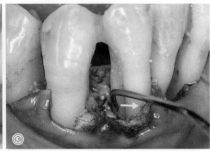

図 18　② **根面溝への SRP（歯周外科治療時）**
①②| の遠心面に凹みが存在する，②遠心面の上部は縦走溝が浅いため，垂直ストロークで対応する，③歯根中央部から根尖寄りは，縦走溝が深いため，水平ストロークで処置をする

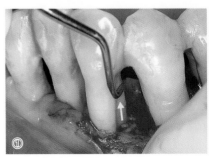
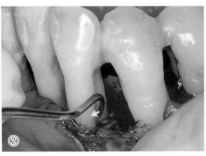

図 19　**複屈曲のキュレットを使用した |②
遠心へのアプローチ**
①垂直ストローク，②水平ストローク

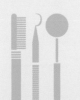

# ② 歯肉の性状によるアプローチの違い

## 薄い歯肉・厚い歯肉によるアプローチの違い

　SRP を行う際はさまざまな要素を勘案して，器具やストロークの方法を検討しますが，歯石沈着の有無，歯周ポケットの形態だけでなく，"歯肉の性状" にも着目することが大切です．

　SRP を行う部位の歯肉が薄い場合（図 1）は，不用意に傷つけて歯肉を退縮させないように，ブレードが小さいインスツルメントで，慎重にストロークを行います．厚みがある歯肉では（図 2, 3），歯周ポケット内でインスツルメントを操作しにくいことがあるので，プロービングやエキスプローリングで根面の状態をよく探知し，

歯石の取り残しがないように注意しましょう．根面の形態や歯周ポケットの形態とともに，歯肉の性状によって，インスツルメントの選択やストローク方法を考えることが大切です．

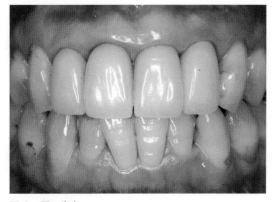

**図 2　厚い歯肉**
厚い歯肉は歯肉退縮のリスクが少ないが，インスツルメント挿入時に辺縁歯肉を押し広げないよう注意が必要

歯根の豊隆を確認できる

歯根部が貧血のように白く見える

プローブの先端が透ける

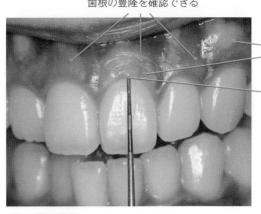

**図 1　薄い歯肉**
薄い歯肉は線維芽細胞が少なく，硬さがない．炎症や強いブラッシングによる侵襲などに対して歯肉退縮傾向になり，アタッチメントロスも起こりやすくなる

歯肉が線維化しており，炎症が確認しにくい

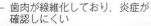

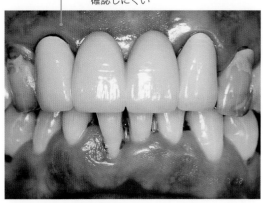

**図 3　喫煙者の厚い歯肉**
喫煙者で歯肉が線維化している場合は，炎症があってもプロービングで出血がなく，炎症の有無を確認しにくい．治療に対する反応は悪い

101

# 歯肉の性質に応じた SRP での注意点をみてみよう！

**Case1** 浮腫性の歯肉（図4）＊本稿では，一例としてアメリカンイーグル社製のグレーシーキュレット（ジーシー）を使用しています

処置部位：|3 4　|3 4 5

使用器具（図5）：グレーシーキュレット♯00/0＊（前歯部用），♯5/6（前歯部用），
　　　　　　　　　　　♯11/12（近心用），♯13/14（遠心用）

＊アメリカンイーグル社製のミニタイプのグレーシーキュレットの一種．スタンダードキュレットと比べてブレードの長さが1/2で，第1シャンクが3mm長くなっている．歯列不正部の前歯部歯根面や前歯部の垂直性の歯周ポケットに有効

**?** この症例の SRP での注意点は？

| 3 3 4 | 4 4 5 | |
|---|---|---|
| 4 4 6 | 6 5 3 | |
| 3 | 4 | 5 |
| 3 2 4 | 4 2 4 | 4 3 4 |
| 3 2 3 | 3 2 4 | 4 2 4 |

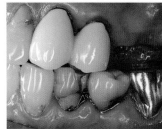
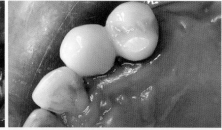
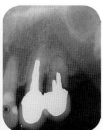
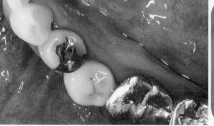
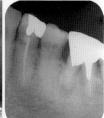

**図4　浮腫性の歯肉の症例**
炎症による発赤，腫脹がみられ，歯肉に厚みがある．X線写真から全顎的な水平性骨吸収と|3 4間の深い歯周ポケットが認められる．不適合な補綴物や充填物のためプラークコントロールが行いにくいので，補綴治療について検討する必要があった

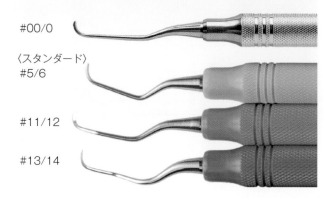

#00/0

〈スタンダード〉
#5/6

#11/12

#13/14

**図5　Case1 使用器具**

　本症例は，処置歯が犬歯，小臼歯などの単根歯であることから，ブラッシングで浮腫が改善し，PPD が減少すると，アクセスしやすくなると考えました．

　基本的には垂直ストローク，斜めのストロークで SRP を行いますが，根面の幅が細い頬舌側には水平ストロークを行う場合があります（図6）．|3 遠心，|4 近心に深い歯周ポケットがあるため，ブレードが小さく第1シャンクが長い♯00/0やミニファイブなどのミニタイプのグレーシーキュレットを用いて垂直ストローク，♯5/6で水平ストロークを行います（図7）．

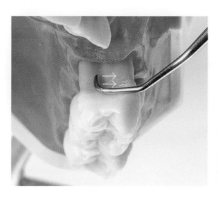

**図6　水平ストロークによるアプローチ**
水平ストロークは，根面の幅が狭い頬舌側に有効

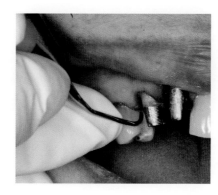

**図7　⌊5 近心の深い歯周ポケットへの水平ストロークによるアプローチ**

---

**Case2**　歯石が帯状に付着している浮腫性の歯肉（図8）

処置部位：3̲+̲3̲　3̲+̲3̲
使用器具（図9）：超音波スケーラー，グレーシーキュレット　ミニタイプ　♯5/6（前歯部用），
　　　　　　　　♯11/12（近心用），♯13/14（遠心用）

---

**?** この症例の SRP での注意点は？

---

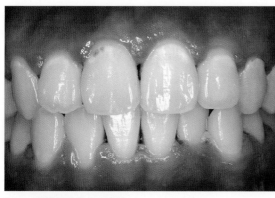

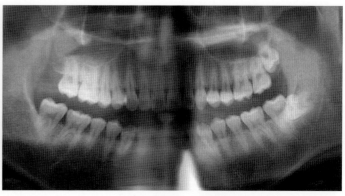

**図8　浮腫性の歯肉の症例**
プラーク，歯石の沈着が多く，歯肉の腫脹が強く現れている．歯肉は薄く，炎症による退縮がみられる．歯槽骨が水平的で歯周ポケットも比較的浅いので，SRP により炎症は改善しやすいと考えられた

| 3 1 3 | 3 2 4 | 4 2 3 | 3 2 4 | 4 2 3 | 3 1 3 |
|---|---|---|---|---|---|
| 3 2 3 | 3 2 3 | 3 2 3 | 3 2 3 | 3 2 3 | 3 2 3 |
| 3 | 2 | 1 | 1 | 2 | 3 |
| 3 2 3 | 3 2 3 | 3 2 2 | 2 2 3 | 3 2 3 | 3 2 3 |
| 3 2 3 | 3 2 3 | 2 1 2 | 2 1 2 | 2 2 3 | 3 2 3 |

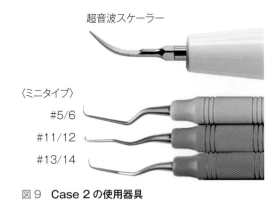

超音波スケーラー

〈ミニタイプ〉

#5/6

#11/12

#13/14

図9　Case 2 の使用器具

第1シャンクが
3 mm 長い

スタンダード

ブレード½

ミニタイプ

図10　ミニタイプのグレーシーキュレット
ミニファイブ（ヒューフレディ），アクセスキュレット（アメリカンイーグル）などがある

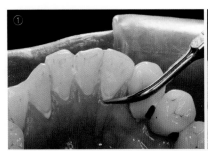
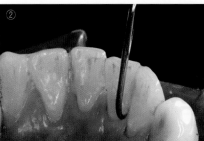
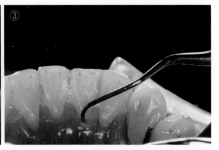

図11　歯石が多量に付着している浮腫性歯肉へのアプローチ（別症例）
①歯肉縁上の歯石を超音波スケーラーで除去する，②歯肉縁下の SRP はミニタイプのキュレットで行う，③歯根の細い部分はキュレットを横にして水平ストロークで SRP を行う．歯周ポケット底の位置を確認して，キュレットの先端で傷つけないように注意する

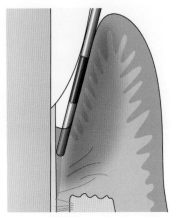

図12　炎症の強い歯肉での注意点
プローブやキュレットなどのインスツルメントが実際のポケット底より深く入る可能性がある

本症例では，歯石が帯状に沈着していたため，超音波スケーラーの使用後，ミニタイプのグレーシーキュレット（図10）で垂直ストローク，斜めのストロークを行い，歯石をまとまった状態で除去しました（図11-①，②）．歯根が細い上顎口蓋側や下顎舌側は水平ストロークも併用しますが，PPD が4 mm 以下と比較的浅いので，キュレットの先端でポケット底を傷つけないように注意します（図11-③）．炎症の強い浮腫性の歯肉では，SRP 後，歯肉の退縮が予想されるので，処置前に患者さんに説明しておく必要があります．

　浮腫性で炎症が強い歯肉では，プローブやキュレットなどのインスツルメントが実際のポケット底より深く入る可能性があります（図12）．また，歯肉が腫れているときに SRP を行うと，歯肉を傷つけやすく，痛みやアタッチメントロスの原因になるため，プラークコントロールによって辺縁歯肉の炎症を改善させてから開始します．

## Case3　線維性の歯肉（図13）

処置部位：<u>3</u>+<u>3</u>　<u>3</u>+<u>3</u>

使用器具（図14）：超音波スケーラー，シックルスケーラー，グレーシーキュレット♯5/6（前歯部用），♯13/14（遠心用），グレーシーキュレット　ミニタイプ　♯5/6（前歯部用），♯11/12（近心用），♯13/14（遠心用）

**?** この症例のSRPでの注意点は？

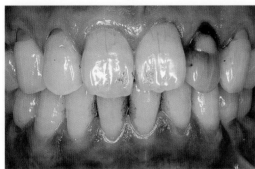
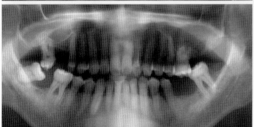
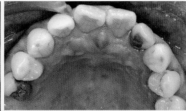
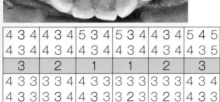

**図13　線維性の歯肉の症例**
歯肉が線維化して肥厚しているため，出血，腫脹などの炎症症状があまり表面に現れない．3+3，3+3の骨吸収は水平性だが，歯周基本治療の効果が現れにくいことも考えられる

| 4 3 4 | 4 3 4 | 5 3 4 | 5 3 4 | 4 3 4 | 5 4 5 |
|---|---|---|---|---|---|
| 4 3 4 | 4 3 4 | 4 3 4 | 4 3 4 | 4 3 4 | 4 3 5 |
| 3 | 2 | 1 | 1 | 2 | 3 |
| 4 3 3 | 3 3 4 | 4 3 3 | 3 3 3 | 3 3 3 | 4 3 4 |
| 4 3 3 | 3 3 4 | 4 3 3 | 3 2 3 | 3 2 3 | 4 3 3 |

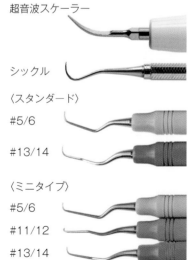

超音波スケーラー

シックル

〈スタンダード〉

#5/6

#13/14

〈ミニタイプ〉

#5/6

#11/12

#13/14

**図14　Case 3での使用器具**

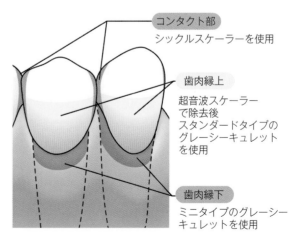

コンタクト部
シックルスケーラーを使用

歯肉縁上
超音波スケーラーで除去後スタンダードタイプのグレーシーキュレットを使用

歯肉縁下
ミニタイプのグレーシーキュレットを使用

**図15　スケーラーの使い分け**

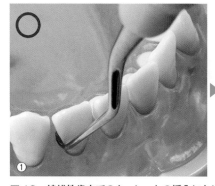 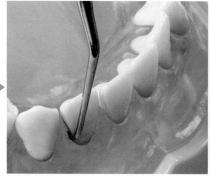 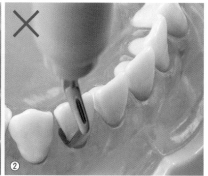

**図16　線維性歯肉でのキュレットの挿入における注意点**
①キュレットはフェイスを閉じて小さい角度で挿入し，ポケット底で作業角度（第1シャンクが歯面に平行になる角度）に起こす
②フェイスが閉じていないのでブレードで辺縁歯肉を押し広げている

　本症例では，歯肉縁上歯石を超音波スケーラーで除去後，隣在歯とコンタクトしている部位はシックルスケーラーを使用し，歯頸部の歯間が広い部位はグレーシーキュレット（スタンダードタイプ）を使用します（図15）．歯肉縁下にはミニタイプのグレーシーキュレットを使いますが，歯肉が硬く，歯周ポケット内へ挿入しにくいので，キュレットのフェイスを十分に閉じて歯肉を押し広げないように挿入します（図16）．歯肉が引き締まって挿入しにくい場合は，シャープニングして細くなったミニタイプのグレーシーキュレットを用いることも一手です（図17）．線維性歯肉の場合，プラークや歯石が沈着していてもBOPがみられない場合もあるので，根面の状態を注意深く検査します．

　また，歯肉が厚く硬いので，歯周ポケット内でプローブやキュレットなどのインスツルメントが操作しにくくなります．そのため，プラークや歯石の沈着を見落とさ

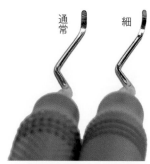

**図17　引き締まった歯肉に使用するキュレット**
引き締まった歯肉では，ブレードが細くなったミニタイプのグレーシーキュレットを使用するとよい

ないように注意して検査しなくてはなりません．歯周基本治療で歯周ポケットが改善しない場合は，歯周外科治療を歯科医師と検討する必要があります．

## Case4　退縮して薄い歯肉（図18）

処置部位：4」
使用器具（図19）：シャープニングしてブレードが細くなったミニタイプのグレーシーキュレット♯7/8

**?**　この症例の SRP での注意点は？

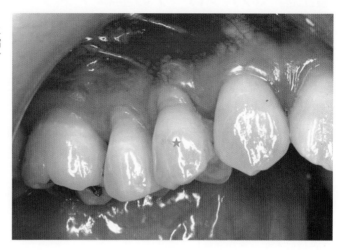

**図18　退縮して薄い歯肉の症例**
歯肉は薄く，退縮しており，歯頸部にはくさび状欠損がある（★）．歯肉退縮を進行させないようにインスツルメントは注意し操作する

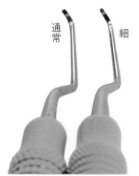

通常　細

**図19　Case4 での使用器具**
シャープニングしてブレードが細くなったミニタイプのグレーシーキュレット♯7/8

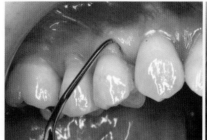

**図20　退縮部位へのアプローチ（別症例）**
カッティングエッジがくさび状欠損部に入り込まないよう細かいストロークで行う

　歯肉が薄く引き締まっているため，キュレットの挿入時に辺縁歯肉を傷つけないように注意します．ポケットが浅く，大きな歯石の沈着は認められず，薄い歯石が限局した部位に沈着していることから，シャープニングしてブレードが細くなったミニタイプのグレーシーキュレットを選択しました（図19）．頬側面のくさび状欠損部位を不必要に削らないように注意しながら，上顎第一小臼歯の根面形態を考えて細かいストロークを行います（図20）．

# ③ 叢生歯へのアプローチ

## 叢生歯へのアプローチの基本〜スケーラーの選択とストローク

歯の傾きや歯並びによってはインスツルメントが当てにくい部位がありますが，そのような場合においてもハンドスケーラーの基本操作（Chapter6 参照）に則りSRP の方法を考えます．

叢生歯の歯周ポケットの形態や深さを検査する際には，歯の傾きによってはプローブが挿入しにくいことがあるため，歯根の形態をイメージし，根面と平行となるように注意深く挿入します．

次に，検査の結果に応じて使用するインスツルメントを選択します．歯が捻転して隣在歯と重なっている部位は，歯肉縁上のスケーリングと歯肉縁下のルートプレー

ニング用のインスツルメントがそれぞれ必要です．

続いて，アプローチしやすいように患者さんの顔の向きを調整します．処置歯が複数にわたり，歯によって方向が違う場合は，各歯に合わせて向きを変えるようにします．その後，スケーラーが正しい角度で操作できるように，レストを置き，ポジションを決めます．

叢生部の歯肉縁上のスケーリングでは，シャープニングしてブレードが細くなったキュレット（図1）や先端が尖っているシックルスケーラー（図2）を使用すると，歯が重なった部位にアプローチしやすく，効果的です．シックルスケーラーは先端が細く両刃なので，歯肉を傷

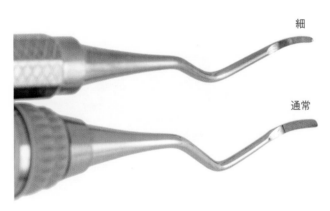

細

通常

図1　シャープニングしてブレードが細くなったキュレット（上）と新品のキュレット（下）

図2　シックルスケーラー

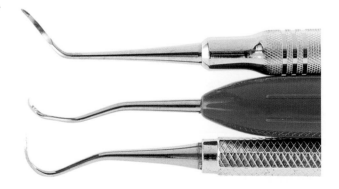

つけないように注意しましょう．シックルスケーラーは第 1 シャンクに対してフェイス内面が 90°になっているので，歯面に対して第 1 シャンクを平行か歯軸側にすこし傾けて使用します（図 3，4）．先端が尖っているインスツルメントを使用するときは，歯肉を傷つけないように歯面に慎重に沿わせます．

隣在歯が重なっている部位，歯が捻転している部位は，キュレットを当てられる歯根面が狭くなっているため，スタンダードキュレットではブレードが当てにくい場合があります．そのような部位には，ミニタイプのグレーシーキュレットを使用したり（図 5），水平ストロークや斜めのストロークを応用して SRP を行います．

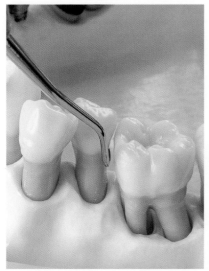
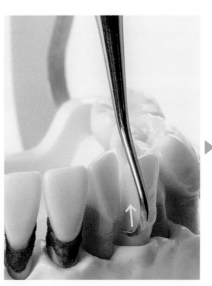

図 3　シックルスケーラーの操作
シックルスケーラーを使用するときは，第 1 シャンクを歯面に対して平行か歯軸側にすこし傾けて使用する

図 4　シックルスケーラーのストロークの方向
垂直方向にストロークする

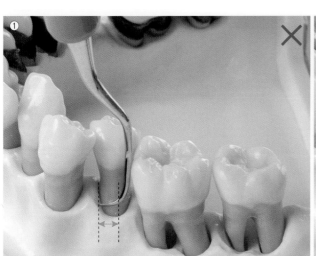
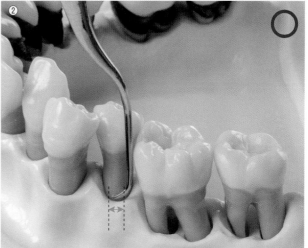

①スタンダードキュレットでは歯根面が狭い叢生歯に当てにくい

②ブレードが小さいミニタイプのグレーシーキュレットを使用するとアクセスしやすくなる

図 5　歯根面が狭い叢生歯にはミニタイプのグレーシーキュレットを使用

# 叢生部位の器具の選択とアプローチの実際

**Case** (図6〜8)

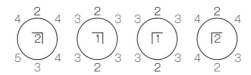

2|2 が捻転し，2|2 の遠心舌側と 3|3 の近心唇側が重なっている．|1 は唇側に転位し 1|1 の歯間が
狭くなっている

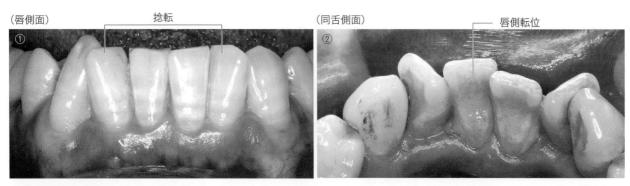

（唇側面）　捻転

①

（同舌側面）　唇側転位

②

図6　術前の口腔内

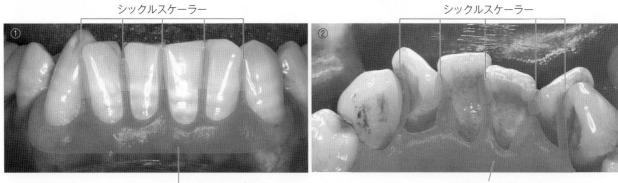

シックルスケーラー

①

シックルスケーラー

②

ミニタイプのグレーシーキュレット
（シャープニングしてブレードが細くなったもの）

超音波スケーラー＋
ミニタイプのグレーシーキュレット

図7　選択したインスツルメント

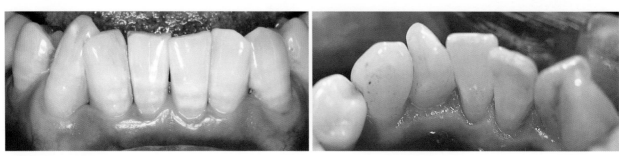

図8　術後の口腔内

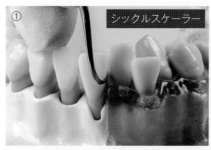 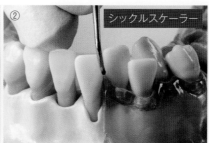 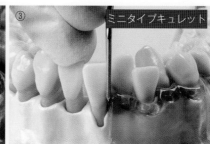

①②歯冠上部の歯肉縁上歯石はシックルスケーラーで除去

③歯頸部寄りの歯肉縁上歯石はミニタイプの
グレーシーキュレット（または超音波ス
ケーラー）を使用

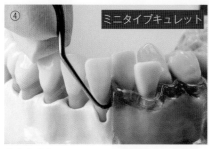 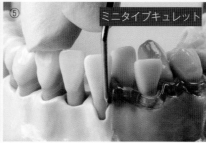 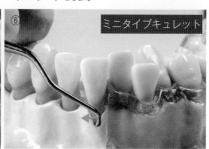

④⑤歯肉縁下はミニタイプのグレーシーキュレットを使用．ポケット内にはフェイスを閉
じて挿入し，ポケット底でキュレットを作業角度に立てる

⑥歯根面が狭い部位にミニタイプのグレーシー
キュレットを用いて水平ストロークで行う

図9　叢生部へのアプローチ

　唇側は歯が近接してコンタクトが強いので（図6-
①），歯肉縁上の隣接面は先端が細いシックルスケーラー
でスケーリングしました．また，下顎前歯は根が細く，
歯肉が線維性で厚みがあるため，歯肉縁上の歯頸部寄り
の部位や歯肉縁下のSRPは，シャープニングしてブレー
ドがすこし細くなったミニタイプのグレーシーキュレッ
トで行いました（図7-①）．

　舌側は，2|2 が捻転して 1|1 との歯間が広くなって
いるので，歯冠上部の歯肉縁上歯石はシックルスケー
ラーで（図6-②，図9-①②），歯頸部寄りの歯肉縁上
歯石は超音波スケーラーとミニタイプのグレーシーキュ
レットで除去しました（図7-②，図9-③）．2|2 と
3|3 が重なっている歯冠部や 1| が唇側転移して重なっ
ている 1|1 の歯冠部は，グレーシーキュレットではブ
レードの幅が広く挿入できないため，シックルスケー
ラーを使用しました．歯肉縁下はミニタイプのグレー
シーキュレットを使用してSRPを行いました（図7-②，
図9-④～⑥）．

　SRP後，歯肉の発赤・腫脹は軽減しました（図8）．
叢生部は特に歯石が沈着しやすいので，根面を削りすぎ
ないように注意しながら，メインテナンス時にも再度
SRPを行いました．

## 叢生部位へのアプローチでの注意点

　歯が傾いたり転位している場合は，X線写真では根面
の状態がわかりにくいため，プローブで歯根の方向や根
面の状態をよく把握しなければなりません．また，叢生
部位にはシャープニングしてブレードが細くなったキュ
レットは有効ですが，歯肉縁上の歯石沈着量が多い部位
ではインスツルメントの破損の危険があるので，スタン
ダードキュレットや超音波スケーラーなどの併用も必要
です．さらに同じ部位でも歯肉縁下の根面にはミニタイ
プのグレーシーキュレットを使用するなどして，インス
ツルメントの使い分けをします．このような部位はセル
フケアも難しいので，ブラッシング指導もしっかり行い
ましょう．

# 患者さんの顔の方向・レストとポジションの実際

## 頰側転位している歯へのアプローチ（4|の例，図10）

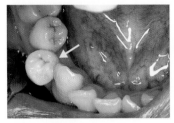

図10　頰側転位している 4|

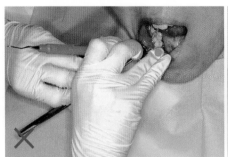

図11　頰側へのアプローチ（悪い例）
フロントポジションでレストを下顎前歯に置くと手首が曲がってしまう

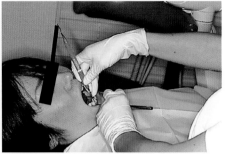

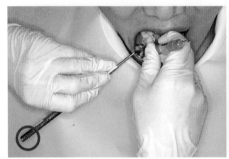

図12　頰側へのアプローチ（よい例）
図11に比べ患者さんにやや左側を向いていただき，レストを 3| に置いている

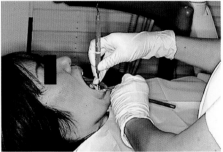

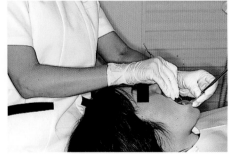

図13　舌側へのアプローチ
患者さんにやや左側を向いていただき，バックポジションでレストを対合歯列に置く

### 4| 頰側に SRP を行う場合

　フロントポジションでレストを下顎前歯に置くと，転位している 4| にアプローチする際に手首が曲がってしまいます（図11）．患者さんにすこし左側を向いていただき，レストを 3| に置くと手首が曲がらず適切な角度でキュレットを当てることができます（図12）．

### 4| 舌側に SRP を行う場合

　患者さんにやや左側を向いていただくことでバックポジションからもアプローチしやすくなります．バックポジション（1～2時）でレストを対合歯列に置くと，視野がよく，キュレットも当てやすくなります（図13）．

## 舌側転位している歯へのアプローチ（4の例，図14）

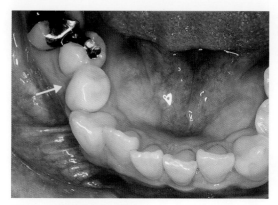

図14　舌側転位している4

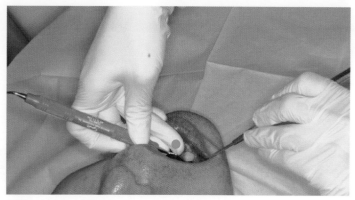

図15　頰側へのアプローチ（フロントポジション）
患者さんにやや右側を向いていただき，フロントポジションでレストを下顎前歯に置く（●）

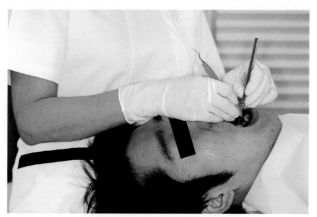

図16　頰側へのアプローチ（バックポジション）
1～3時のポジションをとり，対合歯（上顎右側）にレストを置く

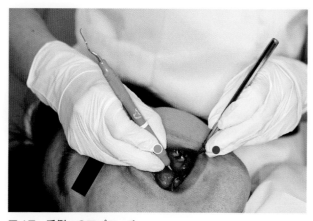

図17　舌側へのアプローチ
患者さんに右側を向いていただき，バックポジションで2時の位置から舌側にアプローチしている．レストは上顎対合歯（右側咬合面）に置き（●），ミラーで舌の排除をしながら視野を確保．舌によってミラーが動かないように左手も固定する（●）

### 4 頰側にSRPを行う場合

　患者さんにやや右側を向いていただき，術者はフロントポジションでレストを下顎前歯に置き，キュレットを舌側にやや傾けるとアプローチしやすくなります（図15）．バックポジションでは手首が曲がりやすいので，1～3時くらいのポジションに移動して，対合歯（上顎右側）にレストを置く必要があります（図16）．

### 4 舌側にSRPを行う場合

　患者さんに右側を向いていただき，バックポジションでアプローチします．そのとき，ミラーで舌を排除しながら舌側面を見るようにします（図17）．患者さんに右側を向いていただくことで，頰側と同じようにフロントポジションからも行えます．

　いずれの場合も歯の傾斜によってはアプローチが難しいため，その歯の状態によってレストの位置や術者のポジショニングを考えることが大切です．

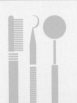

# ④ 補綴物の入った口腔内への対応

## 補綴物が入った口腔内での注意点

　同一口腔内に，さまざまな種類の補綴物が装着されていることがあります（図 1）．インスツルメントによって補綴物が傷つくと，プラークが付着しやすくなったり，補綴物の審美性や強度を損なうことがあります．インスツルメンテーション時には，それぞれの補綴物の特性を理解して，エキスプローリングによって歯肉縁下の状態を確認し，補綴物を傷つけないよう操作する必要があります．

　補綴物辺縁の形態は，健康な歯周組織であれば CEJ の形態に相似しますが，歯周病に罹患している場合や齲蝕が深い場合では各歯によってその形態が異なります．SRP を行う場合は，プロービングやエキスプローリングにより歯周ポケットや根面の形態とともに，補綴物辺縁の形態を確認し，スケーラーで傷つけないように注意しなくてはなりません（図 2）．

白金加金　　　　セラミック　　　金銀パラジウム
クラウン　　　　クラウン　　　　合金インレー

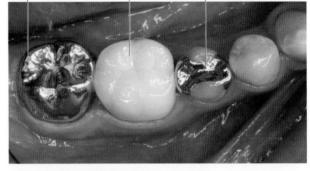

**図 1　さまざまな補綴物が装着された口腔内**
同一口腔内に白金加金クラウン，セラミッククラウン，金銀パラジウム合金インレーが装着され，歯頸部にはコンポジットレジンが充填されている．それぞれの補綴物ごとの特性や辺縁の位置に注意して SRP やプロフェッショナルケアを行う

①

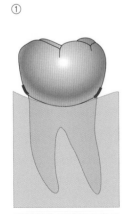

①補綴物の辺縁を傷つけないように辺縁の位置を確認する

②

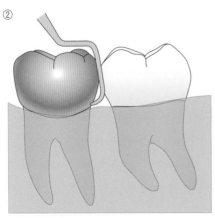

②補綴物の豊隆や形態を把握し，インスツルメントを根面に沿わせる

③

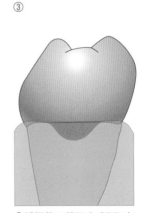

③補綴物の縁下を SRP する場合は，補綴物辺縁の下でストロークする

**図 2　補綴歯へのアプローチでの注意点**

## 補綴物装着歯のSRP

　補綴物が装着されている歯の歯肉縁下の SRP を行うためには，インスツルメントのカッティングエッジが補綴物の辺縁に引っかからないように，インスツルメントの選択や操作方法などを考えなくてはなりません．

### 手用スケーラーを使用する場合

　インスツルメントのカッティングエッジによって補綴物の辺縁を傷つけないように，インスツルメントのブレード内面（フェイス）をなるべく閉じてポケット内へ挿入します（図3）．

　小さな垂直ストロークを用い（図4），補綴物辺縁をこすらないように注意します．また，水平ストロークを行う場合は，カッティングエッジのかかと（ヒール）部分が辺縁に当たらないように注意します（図5）．いずれの場合もストロークは補綴物の下で止めるようにします．

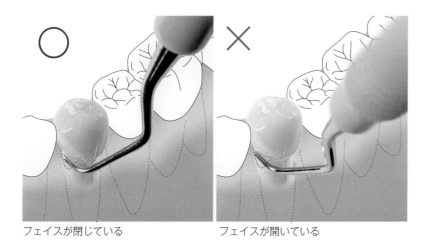

フェイスが閉じている　　　フェイスが開いている

**図3　補綴物装着歯へのインスツルメントの挿入**

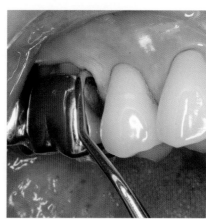

**図4　垂直ストロークは第1シャンクを歯軸に平行にして補綴物を擦らないように注意する**

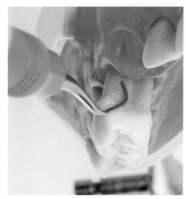

**図5　補綴物周囲の器具操作の注意点**
水平ストロークはキュレット先端の位置とブレードのかかととの位置に注意し，かかとを補綴物辺縁にぶつけないよう注意する

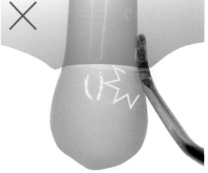

### 超音波スケーラーを使用する場合

超音波スケーラーを使用する場合は，なるべく金属チップの使用は避けます（図6）．チップ側面を使用し，補綴物辺縁にチップの先端を引っかけないよう注意しながら，ゆっくりストロークします．

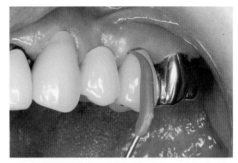

図6　バリオス V-P12 使用（インプラント・補綴物用，ナカニシ）

## 症例から，補綴物の入った口腔内のインスツルメンテーションを考えてみよう

| Case | └6 にクラウンが装着された症例（図7〜9） |
| --- | --- |

└6（★）　PPD 2mm，BOP（＋）

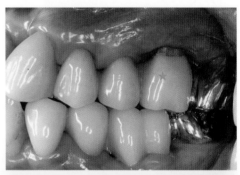

図7　メインテナンス時の口腔内
補綴物が装着されている └6 にプラークの沈着があり，BOP（＋）だった．根面に凹みがあり，セルフケアが難しい部位のため，ブラッシング指導と SRP を行った

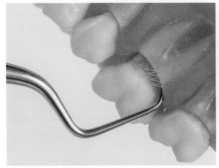

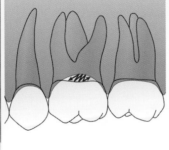

図8　SRP のストローク
キュレット先端でポケット底を傷つけないようにミニタイプのインスツルメントを使用し，斜めのストロークで SRP を行った．キュレットのカッティングエッジで補綴物辺縁をこすらないよう，補綴物辺縁より下で小さいストロークで操作した

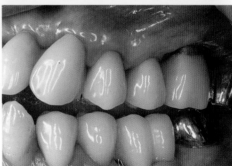

図9　3カ月後
炎症が改善し，良好なプラークコントロールを維持できている

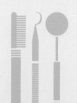

# ⑤ 動揺歯へのインスツルメンテーション

## 動揺歯へのインスツルメンテーション

　動揺している歯に SRP を行う場合は，歯の動揺度を確認しながら，すこしずつ側方圧を加えていきます．レストは動揺している歯には置かず，ほかの部位に置きます．動揺が大きい歯は，先に超音波スケーラーを使用し，歯肉縁下の処置にハンドキュレットを使用するといった対応も必要です．その場合もレストの位置や側方圧のかけ方に注意し，動揺歯に負担をかけないようにします．

　動揺が大きい歯は，保存するのか抜歯するのか，歯科医師の診断を得るようにしましょう．保存する歯についても，SRP によって炎症の改善後に歯が移動する可能性や，固定の必要があることを患者さんに説明したうえで処置を行います．痛みや知覚過敏に注意して，歯科医師の指示のもとで SRP を行うことが必要です．

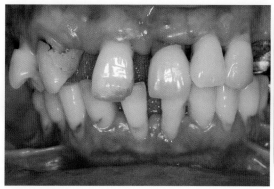 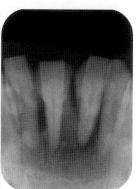

**図1　動揺歯の例**
骨吸収が大きく，動揺が著しい場合は，歯に負担がかからないように徐々に側方圧を加えながら SRP を進める．シャープニングされたキュレットを使用し，必要以上の側方圧がかからないようにする

## 動揺の原因を考えて SRP を行おう！〜 SRP を行っても OK？ NG？

表　動揺の原因と SRP の可否

| 動揺の原因 | SRP の可否 |
|---|---|
| ①炎症による動揺 | ○　プラークコントロールによって炎症が軽減してから SRP を行う |
| ②歯周組織の減少（歯槽骨の吸収）による動揺 | ○　側方圧に注意して行う |
| ③歯根膜炎による動揺 | ×　歯科医師の判断をあおぐ（X 線写真で歯根膜の拡大や骨透過像があってもプローブが入らない場合は注意） |
| ④歯の破折 | ×　多くの場合，抜歯となる |
| ⑤根尖性歯周炎による動揺 | ×　根管治療が優先される |

# 動揺歯へのインスツルメンテーションの実際

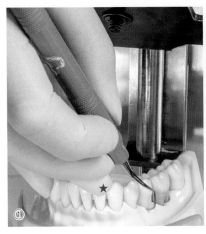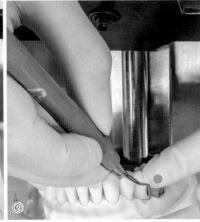

図2　動揺歯へのインスツルメンテーション（ハンドスケーラー）

## ハンドスケーラーの場合

　動揺歯に SRP を行う際は，レストを術歯以外にとります（図2-①の★）．側方圧は通常より弱くし，患者さんの痛みに配慮しながらすこしずつ強めます．キュレットを持っている手と反対の指（●）で，側方圧を緩衝するように補助することもあります（図2-②）．

## 超音波スケーラーの場合

　超音波スケーラー（図3）を使用することで，術歯への負担は軽減します．チップはスウィーピングストロークで，小さく，ゆっくり動かします（図4）．レストは動揺歯以外へ置きます（図5の★）．機器を持っていないほうの指（図5の●）で補助し，動揺歯にかかる力を軽減させる場合もあります．

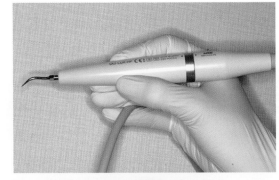

図3　超音波スケーラーは動揺歯に適している

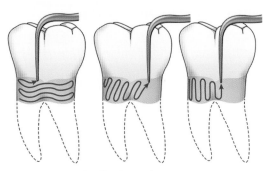

図4　スウィーピングストローク

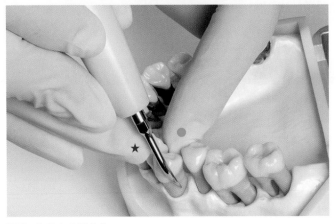

図5　レストの置き方

# 症例からみる動揺歯への対応

| Case1 | 歯周治療中の SRP（図6） |

7｜……PPD5〜6mm，根分岐部病変 近遠心1度，BOP（＋），動揺度1度

**？** どこにレストを置きますか？

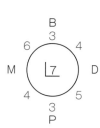

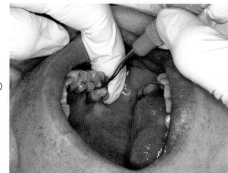

**図6　口腔外レスト**
SRP 時の側方圧を緩和するため，レストは口腔外にとり，左手の指で遠心から捕助することで，側方圧を緩衝した

| Case2 | 隣在歯が欠損している場合の SRP（図7） |

1｜……PPD　3mm，BOP（＋），動揺度1

**？** どこにレストを置きますか？

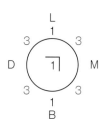

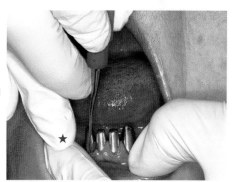

**図7　左手にレストを置く**
メインテナンスにて BOP（＋）だったため，歯肉縁下プラーク除去のため再 SRP を行った．動揺があり，隣在歯も欠損しているので，口唇を排除している左手にレスト（★）を置いた

## まとめ

　動揺が大きい歯は，まずは動揺の原因について歯科医師の診断を仰ぐことが大切です．炎症以外の原因による動揺があり，その処置を先行する必要がある場合は，SRP を始める時期について歯科医師の指示を受けましょう．

# ⑥ 複根歯（根分岐部）へのアプローチ

## 難しい!?　根分岐部の SRP

　根分岐部病変は，複根歯において，歯内病変から感染が波及して生じるもの（図1-A）と，歯周疾患による炎症が根分岐部に及んだもの（図1-B）があります．歯内病変由来の場合は，多くの症例で歯周ポケットはなく，根間中隔部の歯槽骨の吸収として現れるのが特徴で，歯内療法を優先して行います．歯周疾患による根分岐部病変は，歯周ポケットが根分岐部に進行して起こる病変ですが，根分岐部の形態は複雑なため，検査や SRP が難しくなります．

　根分岐部の解剖学的形態を理解しておくことや，Ｘ線写真で歯槽骨の形態を予測しながらインスツルメントを操作することが大事です．特に上顎大臼歯は3根あり，ファーケーションプローブやキュレットの挿入が下顎より難しいので，注意深く行いましょう．

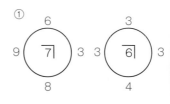
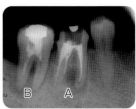
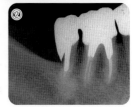

**図1　根分岐部病変の種類**
①⁊6|とも頬側からの根分岐部病変Ⅱ度．6|（A）は歯内病変と診断され，根管治療を行い，⁊|（B）は歯周病による根分岐部病変のため，分割抜歯（遠心根除去）を行った
②メインテナンス移行後25年が経過．⁊6|ともに良好な状態である

## 臼歯部の SRP の実際

　臼歯部の SRP は，根面の形態を考え1面ずつていねいに進めていくことが大切です．根分岐部が確認できた場合は，根分岐部内の根面形態に注意して SRP を行っていきます．

### SRP の順番

　遠心根，近心根をそれぞれ1本の歯と考え，各根の SRP を小さいストロークで行います．
- ①遠心根の遠心隅角から遠心面（図2-①②）
- ②近心根の遠心面（根分岐部内の根面，図2-③）
- ③遠心根の遠心隅角から近心面（根分岐部内の根面，図2-④～⑥）
- ④近心根の近心面（図2-⑦～⑨）

　遠・近心面は，隣在歯のコンタクトポイント下までキュレットを入れて SRP を行います．根分岐部内は根面に凹みがあるので，凹みに沿わせるようにキュレットを回し込みます．凹みのプラーク，歯石を掻き出すように水平ストロークを行うこともありますが（図3），狭い部位なのでキュレットの動きや側方圧のコントロールが大切です．

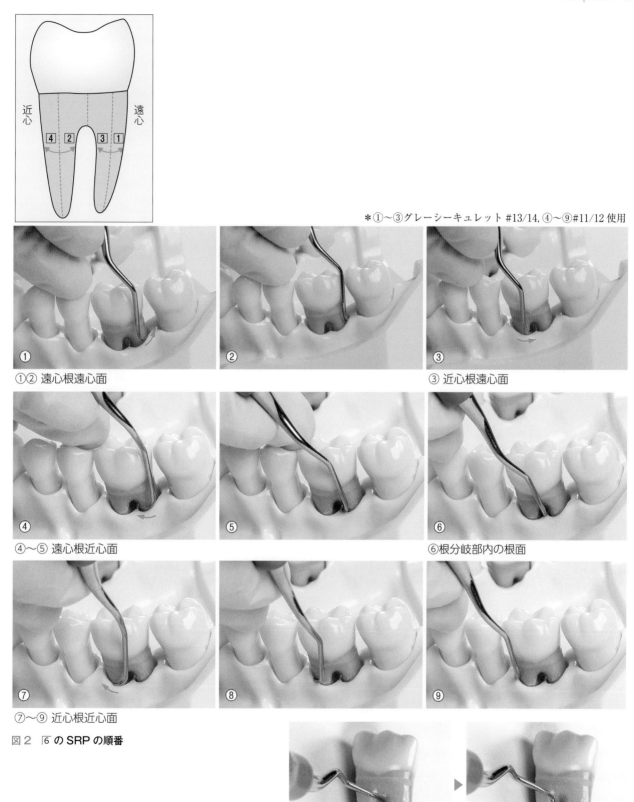

近心 遠心

④ ② ③ ①

＊①〜③グレーシーキュレット #13/14, ④〜⑨#11/12 使用

① ②

③

①② 遠心根遠心面　　　　　　　　　　　　③ 近心根遠心面

④ ⑤ ⑥

④〜⑤ 遠心根近心面　　　　　　　　　　　⑥根分岐部内の根面

⑦ ⑧ ⑨

⑦〜⑨ 近心根近心面

図2　「6」の SRP の順番

図3　根分岐部内での水平
ストロークのイメージ

## 根分岐部の天井部分の SRP

　根分岐部の天井部分は，ミニタイプのグレーシーキュレットを使用して掻き出すように行います．グレーシーキュレットだけで SRP できない場合は，ダイヤモンドテックファイルスケーラー（図 4）やハーシュフェルトファイルスケーラー（図 5）を使用することがあります．

　これらのインスツルメントは根面を削りやすいので，歯石が沈着している部位のみに使用し，側方圧に注意します．

## 頰側，舌側の歯頸部

　頰側，舌側の歯頸部近くの SRP では，キュレットを遠心に向けて動かしていくのは難しいため，近心に向けて進めます．垂直ストロークのほか，水平ストロークを併用すると，根分岐部入口の凹みに対応できます（図 6 〜8）．また，ルートトランクが長く根面が広い場合は，「根面の根尖寄り」「CEJ 付近」の 2 段階に分けて SRP を行います（図 8）．

　キュレットはグレーシーキュレット #11/12 のほかに #7/8，#9/10 などを使用します．上顎の遠心分岐部などキュレットだけで対応できない場合は，超音波スケーラーの使用も考えます（図 9）．

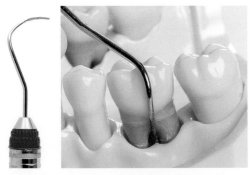

図 4　ダイヤモンドテックファイルスケーラー（ヒューフレディ）
ブレードが 360° ダイヤモンド粒子でコーティングされているファイルスケーラー．根分岐部内に挿入してストロークする

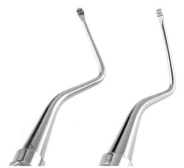

図 5　ハーシュフェルトファイルスケーラー（ヒューフレディ）
頰舌側用（縦向き）と近遠心用（横向き）があり，歯石を粉砕して除去するのに使用する．ブレードが小さいので狭いポケットや根分岐部に有用

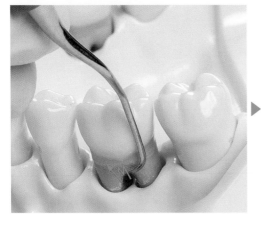

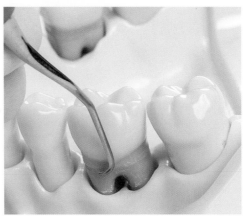

図 6　根面の垂直ストローク
遠心隅角から遠心面，頰側，近心へと SRP を行う．根面が広い場合には 2 段階に分けて行う（図 8）

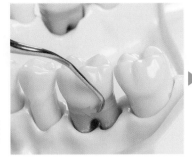
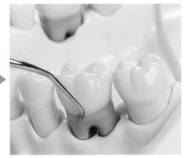

**図7　歯頸部付近における水平ストローク**
CEJ 付近は歯石が沈着しやすく，段差が生じやすいため，取り残しが生じないよう水平ストロークで仕上げる

## 根分岐部病変にどこまで SRP で対応できるか？

　初期の根分岐部病変は，SRP によって根分岐部入口の根面からプラークを除去すると，炎症が消退して歯周組織が回復するため，硬い歯肉で根分岐部が覆われ，ファーケーションプローブが入らなくなります（図10）．しかし，炎症が根分岐部の奥まで進むと，分岐部内の天井部分のアタッチメントロスが起きて，プラークを除去して炎症が消退したとしても，この天井方向に向かう線維が回復しないため，根分岐部病変が残ってしまいます．根分岐部病変に対しては，分岐部内に歯ブラシの毛先が入るプラークコントロールしやすい形態に修正するファーケーションプラスティ（図11），歯根を分割して分岐部がない状態にする治療法（歯根分割），根分岐部内に組織を再生させる歯周組織再生療法などがありますが，各

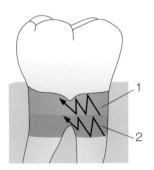

**図8　根面への垂直ストローク**
根面が広い場合は，小さいストロークで2段に分けて行う

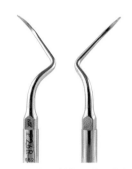

**図9　根分岐部に有用な超音波スケーラーのチップ**
バリオス（ナカニシ）用ペリオチップ P26R（左），P26L（右）

症例に応じて歯科医師が診断します．

　また，炎症が消退した初期の根分岐部病変でも，プラークコントロールが悪くなると炎症が再発して根分岐部内部へ炎症が進行する可能性があるので，メインテナンス移行後も注意深いプラークコントロールが大切です．

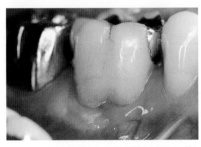

**図10　SRP で対応した根分岐部病変（1度）**
SRP により炎症が改善して根分岐部の入口が上皮性の付着で閉鎖されている

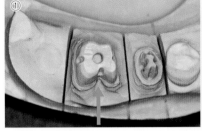

**図11　ファーケーションプラスティで対応した根分岐部病変（2度）**
①分岐部内に歯ブラシの毛先が入りやすいように形成
②術後12年．プラークコントロールもよく，良好な状態を維持している

**参考文献**
1) 吉江弘正・伊藤公一・村上伸也・申　基喆：臨床歯周病学　第2版．医歯薬出版，2013.
2) 特定非営利活動法人日本歯周病学会：歯科衛生士のための歯周治療ガイドブックキャリアアップ・認定資格取得をめざして．医歯薬出版，2009.

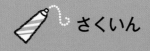 さくいん

## 編著者・執筆者一覧 ※所属・片書きは，別冊発行当時（2014年）のものです

**編著者**
・・・・・・

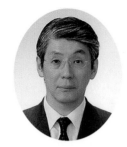 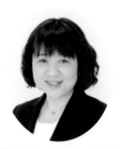 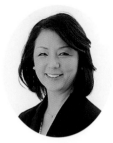

沼部幸博　Yukihiro Numabe
日本歯科大学生命歯学部
歯周病学講座 教授

貴島佐和子　Sawako Kishima
歯科衛生士
南歯科医院（大阪市北区）

土屋和子　Kazuko Tsuchiya
歯科衛生士
株式会社スマイル・ケア

**執筆者（執筆順）**
・・・・・・・・・・・・

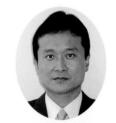 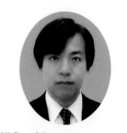 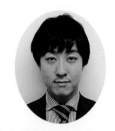

阿部伸一　Shinichi Abe
東京歯科大学解剖学講座 教授

松永　智
Satoru Matsunaga
東京歯科大学解剖学講座 准教授

山本将仁
Masahito Yamamoto
東京歯科大学解剖学講座 助教

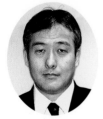 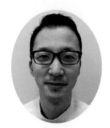 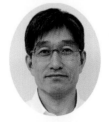 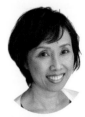

関野　愉　Satoshi Sekino
日本歯科大学生命歯学部
歯周病学講座 准教授

鈴木允文　Takafumi Suzuki
明海大学歯学部口腔生物再生
医工学講座歯周病学分野 助教

新田　浩　Hiroshi Nitta
東京医科歯科大学（TMDU）
大学院医歯学総合研究科歯科
医療行動科学分野 准教授

鍵和田優佳里
Yukari Kagiwada
歯科衛生士
神奈川歯科大学短期大学部
客員教授